I0104669

TRATAMIENTO NATURAL DE LA

DIABETES 1 y 2

Complicaciones y soluciones

Autor: Adolfo Pérez Agustí

edicionesmasters@gmail.com

La Diabetes Mellitus (tipo I), la más habitual entre la población, no tiene una patología ni una etiología definidas y ni siquiera todo el mundo la padece con los mismos síntomas ni complicaciones. El único dato común es que existe hiperglucemia en ayunas y una disminución de la tolerancia a la glucosa. Estos datos y el hecho de que sea hasta ahora imposible curarla -solamente se pueden paliar sus efectos-, hace difícil justificar la publicación de este libro, aunque con las pautas que describimos, al menos el enfermo puede alcanzar una buena calidad de vida.

Existen dos tipos perfectamente diferenciados de diabetes que son: la insulino-dependiente (tipo I), y la no insulino-dependiente (tipo II), siendo la primera más difícil de controlar y la que más problemas ocasionan al enfermo. Se dice que la poca o nula producción de insulina es la principal causante del fallo en el metabolismo de la glucosa, aunque también se cree que pueden existir otras sustancias que bloqueen la acción de la insulina. Se habla de virus, enfermedades pancreáticas, factores genéticos, efectos secundarios de ciertos medicamentos y hasta situaciones de estrés. Se piensa que también podría deberse a una carencia genética o adquirida de algún catalizador, el cual sería el responsable de la poca producción de insulina.

*Un tercer tipo, denominado como **diabetes gestacional**, aparece en mujeres durante el embarazo, y generalmente desaparece después del parto. Los cambios hormonales durante el embarazo, hacen que en algunos casos el páncreas no sea capaz de producir suficiente insulina. Otros factores de riesgo son: tener sobrepeso, haber tenido un bebé que pesó más de 4 kilos al nacer, tener más de 25 años.*

TRATAMIENTO NATURAL DE LA DIABETES 1 y 2

Este trastorno del metabolismo de los glúcidos no tiene una patología ni una etiología definida y ni siquiera todo el mundo lo padece con los mismos síntomas ni complicaciones. El único dato común es que existe hiperglucemia en ayunas y una disminución de la tolerancia a la glucosa. Se habla de virus, enfermedades pancreáticas, factores genéticos, efectos secundarios de ciertos medicamentos y hasta situaciones de estrés. Se piensa que también podría deberse a una carencia genética o adquirida de algún catalizador, el cual sería el responsable de la poca producción de insulina.

Anatómicamente, el páncreas está afectado en el 90% de los diabéticos, y dado que la glucosa disponible no se utiliza adecuadamente, el organismo se ve en la necesidad de expulsarla por la orina y mantenerla un tiempo prudencial en sangre.

Ante una diabetes no tratada el organismo aumenta la expulsión de líquidos, tanto por orina, como por la piel y mucosas, dando origen a una acidosis metabólica y deshidratación.

Los síntomas que nos pueden alertar y, por tanto, consultar al médico son: aumento de la cantidad de orina, aumento de la sed, hambre y pérdida de peso. También suele haber picores genitales en la mujer, infecciones vaginales por hongos, náuseas, vómitos, mala cicatrización de las heridas, pies fríos y sensación de falta de aire.

CAPÍTULO 1

ANATOMÍA Y FISIOLOGÍA DEL PÁNCREAS

El sistema endocrino es el conjunto de glándulas de secreción interna que vierten sus hormonas a la sangre, entre ellas las glándulas suprarrenales y la hipófisis, así como los islotes de Langerhans. Estos se encuentran en el páncreas y tienen un papel especial en el control de la glucosa. Funcionan como un sensor de glucosa y liberan insulina cuando la glucosa en la sangre pasa por encima de 80 mg / dl y el glucagón cuando la glucosa pasa por debajo de 80 mg / dl.

El páncreas es una glándula compuesta, similar en su estructura a las glándulas salivales, aunque más suave y menos compacta. Aplanado de adelante hacia atrás, está situado y se presenta dentro de la curva del duodeno. Su borde superior se solapa con la parte superior del duodeno y se superpone la parte inferior horizontal, los bordes derecho e izquierdo superpuestos al frente, y se insinúan detrás, la parte ascendente y descendente del duodeno, respectivamente.

De forma larga e irregular, prismática; su extremidad derecha se denomina la cabeza, y está conectada a la parte principal del órgano u organismo por una ligera constricción, el cuello, mientras que su extremo izquierdo disminuye gradualmente para formar la cola. Su longitud varía desde 12,5 hasta 15 cm., y su peso desde 60 hasta 100 gr.

El 98% de las células secretoras en el páncreas producen enzimas digestivas que pasan al intestino a través del conducto pancreático. El 2% restante de las células, en el islote de Langerhans, producen hormonas que se secretan en la vena porta. Toda la insulina secretada por los islotes pasa por el hígado donde la mayor parte es absorbida. Únicamente entre las hormonas peptídicas, gran parte de la insulina absorbida se devuelve a la sangre después de pasar por las células del hígado. Sin embargo, la insulina tiene muchos efectos sobre el hígado, ya que pasa a través, aumentando la absorción de la glucosa y su conversión en glucógeno y grasa. Además la insulina aumenta la oxidación de la glucosa, que produce CO_2 y calor.

Está formado por dos tipos de glándulas:

1- Exocrinas

El tejido exocrino secreta enzimas digestivas. Estas enzimas son secretadas en una red de conductos que se unen al conducto pancreático principal, que corre a lo largo del páncreas. Las células exocrinas componen la mayor parte del tejido pancreático y los grupos de células acinares forman un acino, y los grupos de acinos forman lóbulos grapelike. Los acinos secretan las enzimas digestivas del jugo pancreático que se liberan de las células pancreáticas acinares y están involucradas en la digestión de los alimentos.

La secreción del jugo pancreático es trasportada por el conducto pancreático hacia el duodeno, constituyendo un líquido digestivo importante. Además, el páncreas tiene una secreción interna importante, probablemente elaborada por las células de Langerhans, que es absorbida por el torrente sanguíneo y tiene que ver con el metabolismo del azúcar. Luego la estudiaremos aparte.

Las enzimas secretadas por las glándulas exocrinas del páncreas ayudan a descomponer los carbohidratos, grasas, proteínas y ácidos en el duodeno. Estas enzimas son transportadas por el conducto pancreático hacia el conducto biliar en forma inactiva y cuando entran en el duodeno, se vuelven activas. El tejido exocrino también secreta bicarbonato para neutralizar el ácido del estómago en el duodeno.

Enzimas Pancreáticas

Hay tres tipos principales de enzimas presentes en el jugo pancreático:

Amilasas, que descomponen los carbohidratos en glucosa y maltosa.

Lipasas, que son importantes en las primeras etapas de descomposición de las grasas.

Proteasas, incluyendo el tripsinógeno, el precursor de la tripsina proteolítica.

Las enzimas pancreáticas son elementos químicos naturales que ayudan a descomponer grasas, proteínas y carbohidratos. Un páncreas saludable secreta diariamente cerca de 8 tazas de jugo pancreático en el duodeno. Este fluido contiene las enzimas pancreáticas y también ayuda a neutralizar el ácido producido por el estómago en el momento en que entra en el intestino delgado.

Tipos de Enzimas Pancreáticas y sus efectos

Tipo	Efectos	La insuficiencia puede causar
Lipasa	La lipasa, junto con la bilis, descompone las moléculas de grasa para que estas puedan ser absorbidas y usadas por el organismo.	Malabsorción de las grasas y de las vitaminas liposolubles. Diarrea y/o heces grasosas.
Proteasa	La proteasa descompone las proteínas. También, ayuda a que el intestino se mantenga sin parásitos, tales como: bacterias,	Digestión incompleta de las proteínas que puede producir alergias o la formación de sustancias tóxicas. Aumenta el riesgo de infección intestinal.

	levaduras y protozoos.	
Amilasa	La amilasa descompone a los carbohidratos (almidón) en azúcares simples, las cuales son más fáciles de absorber. Esta enzima también se encuentra presente en la saliva.	Diarrea debido a los efectos que causa el almidón no digerido en el colon.

2- Endocrinas

La glándula endocrina del páncreas, que consiste en los islotes de Langerhans, secreta hormonas en el torrente sanguíneo, representando el 1% de las células pancreáticas y siendo más numerosas en la región de la cola del páncreas. Están formadas por grupos de células rodeadas de acinos pancreáticos, denominándose como alfa, beta y delta.

Las células alfa (A) secretan la hormona glucagón.

Las células beta (B) producen la insulina y son las más abundantes de las células de los islotes.

Las células delta (D) secretan la hormona somatostatina, que también es producida por un número de células endocrinas en el cuerpo.

Curiosamente, los diferentes tipos de células en cada islote no se distribuyen al azar, y las células beta ocupan la parte central del islote y están rodeadas por una "cáscara" de las células alfa y delta. Además de la insulina, el glucagón y la somatostatina, hay una serie de otras hormonas de menor importancia como productos de las células de los islotes pancreáticos.

Los islotes están ampliamente vascularizados, lo que permite acceder a sus hormonas secretadas listas para la circulación, a pesar de que los islotes comprenden sólo el 1-2% de la masa del páncreas, reciben alrededor del 10 a 15% del flujo sanguíneo pancreático. Además, están inervados por las neuronas del sistema simpático y parasimpático, y las señales nerviosas claramente modulan la secreción de insulina y glucagón.

Islotes de Langerhans

Los islotes de Langerhans, que se encuentran distribuidos por todo el páncreas de los organismos superiores como los mamíferos, en conjunto constituyen un importante órgano endocrino, pero pequeño, pues por peso o volumen son aproximadamente el 1% del páncreas. En un ser humano, el páncreas se encuentra debajo del estómago y pesa unos pocos cientos de gramos. Contiene alrededor de un millón de islotes, que en conjunto pesan sólo unos pocos gramos. Los islotes estás bien vascularizados, y también están inervados por el sistema nervioso autónomo. La mayor parte del páncreas produce jugos pancreáticos que ayudan a la digestión de los alimentos.

Un islote individuo se compone de varios tipos de células cada uno especializado en la secreción de una hormona en particular. Tres cuartas partes de las células son las células beta que segregan insulina que tienden a encontrarse en el corazón de la isleta, aunque otras están en la periferia. Además de estos tres tipos de células principales que constituyen el grueso de los islotes, existen en pequeñas cantidades tipos raros de células que también producen hormonas. Las hormonas secretadas por cada tipo de células de los islotes pueden suprimir o aumentar la secreción por las células de otros islotes.

El islote es más que un conjunto de células. Estas células de los islotes están conectadas por uniones que permiten la libre circulación de las sustancias de más bajo peso molecular de una célula a otra. En efecto, las células de todos los islotes forman su citoplasma como uno solo. Esto, evidentemente, ayuda a la secreción.

Células beta

Las células beta son un milagro de la especialización. Estas células pueden almacenar una gran cantidad de insulina en el citoplasma que aparece oscuro en el microscopio electrónico. Cuando el azúcar en la sangre se eleva a un nivel crítico, en cuestión de segundos los gránulos de la insulina-cinc se funden en cristales con la membrana celular y se liberan en los capilares a través de los islotes destinados a la vena porta y el hígado.

El patrón de secreción de insulina de los islotes es no lineal. La respuesta de la primera fase es rápida, masiva, y breve. La respuesta de la segunda fase es más lenta y continúa mientras los alimentos se absorben. Imitar este comportamiento es difícil de hacer por medios mecánicos. Esta es la razón por la que hay que optar por dejar que las células de los islotes naturales regulen la producción de insulina. Otros sistemas (por ejemplo, ingeniería genética), sólo puede coincidir con el perfil de liberación de insulina de los islotes.

CAPÍTULO 2

HORMONAS RELACIONADAS

Glucagón

El glucagón, es una hormona peptídica compuesta de 29 aminoácidos que actúan en el metabolismo del glucógeno. Tiene un peso molecular de 3.485 dalton y es sintetizada por las células α del páncreas en lugares denominados islotes de Langerhans.

Una de las consecuencias de la secreción de glucagón es la disminución de la fructosa-2-6-bifosfato y el aumento de la gluconeogénesis (síntesis de la glucosa por precursores que no son carbohidratos).

Cuando el nivel de azúcar en la sangre cae por debajo de los niveles normales, las células alfa son estimuladas a secretar glucagón, lo que acelera la conversión de glucógeno en glucosa en el hígado. Cuando el nivel de azúcar en la sangre está por encima de lo normal, las células beta secretan insulina, lo que promueve el metabolismo de la glucosa por las células de los tejidos y la conversión de glucosa en glucógeno, que luego se almacena en el hígado.

A veces se usa glucagón inyectable en los casos de choque insulínico (hipoglucemia inducida por dosis de insulina), pues ayuda a elevar el nivel de glucosa en la sangre. Las células reaccionan usando la insulina adicional para producir más energía de la cantidad de glucosa en sangre.

Efectos:

Metabólicos:

Induce el catabolismo del glucógeno hepático.

Induce aumento de la gluconeogénesis, con la consiguiente cetogénesis.

Cardiacos:

Efecto Beta: Inotrópico y cronotrópico positivo, similar al estímulo beta adrenérgico.

Músculo Liso:

Induce relajación intestinal aguda.

Otros:

Induce aumento de las catecolaminas.

Induce disminución de la liberación de insulina.

El glucagón también se utiliza como antídoto para las intoxicaciones por beta-bloqueantes.

Insulina

El descubrimiento de la insulina ha hecho posible una terapia que prolonga la vida de las personas. Antes de la insulina, la esperanza de vida al momento del diagnóstico era de un par de meses. Después de la insulina, la esperanza de vida al momento del diagnóstico de la diabetes es aproximadamente la mitad de las personas no diabéticas, una mejora, pero no es la solución ideal.

Se trata de una hormona polipeptídica formada por 51 aminoácidos, producida y secretada por las células beta de los islotes pancreáticos o de Langerhans, unos acúmulos de células que se encargan de producir hormonas como la insulina y el glucagón, con función netamente endocrina. También secretan inmunoglobulinas. Por contra, los acinos pancreáticos son las glándulas pancreáticas encargadas de secretar enzimas hacia el tubo digestivo. Los islotes forman pequeños racimos dispersos por todo el páncreas y se reconocen alrededor de un millón de tales islotes, abundando más en la cola del páncreas.

La insulina es la hormona que indica al hígado cuándo se ingiere glucosa y el momento de ponerla en la sangre, siendo el principal efecto que se produce rápidamente. Tiene también como función la promoción del crecimiento y producción de mitógenos, una clase de moléculas que pueden activar de manera inespecífica tanto células T como B. Existen distintos tipos de mitógenos: lectinas (substancias producidas por plantas), LPS de la pared bacteriana, proteína A estafilocócica, etc. Como veremos a continuación, la insulina se produce en el páncreas mediante células especializadas que mantienen los depósitos de esta proteína para la liberación rápida después de una comida.

La insulina interviene en el aprovechamiento metabólico de los nutrientes, sobre todo con el anabolismo de los carbohidratos. Su déficit provoca la diabetes mellitus y su exceso provoca hiperinsulinismo con hipoglucemia. El glucagón aumenta el nivel de glucosa sanguínea al estimular la formación de este carbohidrato a partir del glucógeno almacenado en los hepatocitos. También ejerce efecto sobre el metabolismo de proteínas y grasas. La liberación del glucagón es inhibida por la hiperglucemia.

La síntesis de la insulina pasa por una serie de etapas. Primero la preproinsulina es creada por un ribosoma en el retículo endoplasmático rugoso (RER), que pasa a ser proinsulina. Esta es importada al aparato de Golgi (orgánulo presente en todas las células eucariotas excepto los glóbulos rojos y las células epidérmicas), donde se modifica, eliminando una parte y uniendo los dos fragmentos restantes mediante puentes disulfuro.

Las células beta de los islotes de Langerhans liberan la insulina en dos fases. La primera fase de la liberación de insulina se desencadena rápidamente en respuesta al aumento de los niveles de glucosa en la sangre. La segunda fase produce una liberación sostenida y lenta de de las recién formadas vesículas que se activan independientemente de la cantidad de azúcar en la sangre.

De un modo resumido, la liberación de la insulina se produce así:

1.   La glucosa entra en las células beta a través del transportador de glucosa GLUT2.

2.   La glucosa pasa a la glucolisis (oxidación de la glucosa para obtener energía para las células y el ciclo respiratorio), donde se producen, por oxidación, varias moléculas de ATP de alta energía.

3.   Los canales de potasio (K+) dependientes de los niveles de ATP y, por tanto, de los niveles de glucosa en sangre, se cierran y la membrana celular se despolariza.

4.   Con la despolarización de la membrana, los canales de calcio (Ca2+) dependientes de voltaje se abren y el calcio entra la célula.

5.   Un aumento en el nivel de calcio intracelular produce la activación de fosfolipasa, que desdobla los fosfolípidos de la membrana.

6.   El inositol 1,4,5-trifosfato (IP3) se une a los receptores proteicos sobre la membrana del retículo endoplasmático (RE). Esto permite la liberación de Ca2+ del RE a través de los canales IP3 aumentando más aún la concentración intracelular de calcio.

7.   Estas cantidades significativamente mayores de calcio dentro de las células provoca la activación de la sinaptotagmina, que ayuda a la liberación de la insulina previamente sintetizada y almacenada en las vesículas secretoras.

8.   Otros mecanismos de liberación de la insulina, ocurren además con la ingesta de alimentos, no sólo de glucosa o hidratos de carbono, pues las células beta son también en cierta medida influenciadas por el sistema nervioso autónomo, aunque se desconocen los mecanismos de señalización que controlan estos vínculos.

9.   Otras sustancias que pueden estimular la liberación de insulina incluyen los aminoácidos de las proteínas ingeridas, la acetilcolina -liberada de las terminaciones del nervio vago (parasimpático)-, la colecistoquinina -secretada por células enteroendocrinas de la mucosa intestinal- y el péptido insulinotrópico dependiente de glucosa.

10.   Tres aminoácidos (alanina, glicina y arginina) actúan de manera similar a la glucosa alterando el potencial de membrana de la célula beta. La acetilcolina desencadena la liberación de insulina a través de la fosfolipasa C, mientras que la colecistoquinina actúa a través del mecanismo de adenilato ciclasa.

11.   El sistema nervioso simpático, a través de la estimulación de receptores adrenérgicos alfa 2, como lo demuestran los agonistas de la clonidina o la metildopa, inhiben la liberación de insulina. Sin embargo, cabe señalar que la adrenalina circulante activará los receptores beta 2 en las células

beta de los islotes pancreáticos para promover la liberación de insulina. Esto es importante, ya que los músculos no pueden beneficiarse de los incrementos de glucosa en la sangre como consecuencia de la estimulación adrenérgica (aumento de la gluconeogénesis y glucogenolisis con los niveles bajos de la insulina en sangre: por el glucagón) a menos que la insulina está presente para permitir la translocación GLUT-4 a nivel de los tejidos. Por lo tanto, comenzando con la inervación directa, la noradrenalina inhibe la liberación de insulina a través de los receptores alfa2 y, subsecuentemente, la adrenalina circulante proveniente de la médula suprarrenal estimulará los receptores beta2, promoviendo así la liberación de insulina.

12.   Cuando el nivel de glucosa se reducen al valor fisiológico normal, la liberación de insulina de las células beta frena o se detiene. Si los niveles de glucosa en sangre se vuelven inferiores a ese nivel, especialmente a niveles peligrosamente bajos, se liberan hormonas hiperglicémicas, la más prominente de las cuales es el glucagón de los mismos islotes de Langerhans pero de células alfa, lo cual obliga a la liberación de glucosa en la sangre a partir de los almacenes celulares, principalmente el almacenamiento de glucógeno en las células del hígado. Mediante el aumento de glucosa en la sangre, las hormonas hiperglucémicas previenen o corrigen la hipoglucemia que pone en peligro la vida del individuo. La liberación de insulina está fuertemente inhibida por la hormona del estrés noradrenalina, lo que conduce a un aumento de los niveles de glucosa en sangre durante momentos de estrés.

Pruebas de alteración de la primera fase de liberación de insulina se pueden detectar en la prueba de tolerancia a la glucosa, demostrado por una sustancial elevación del nivel de glucosa en sangre en los primeros 30 minutos, un marcado descenso durante los siguientes 60 minutos, y un constante ascenso de nuevo a los niveles de referencia en las siguientes horas.

Muchos carbohidratos producen glucosa, aumentando sus niveles en el plasma sanguíneo y estimulando de inmediato la liberación de insulina a la circulación portal. También se ha demostrado que la hormona del crecimiento es capaz de aumentar la secreción de insulina humana. En las células diana -principalmente en el hígado, músculo y tejido adiposo-, se inicia una serie de señales cuyo efecto es el incremento en la captación de glucosa y su posterior almacenamiento, evitando así un ascenso excesivo de la glucemia postprandial. Con la reducción de la concentración circulante de glucosa, se degrada la insulina secretada, finalizando así la respuesta unas 2 ó 3 horas después de la ingesta.

La acción de la insulina en las células incluye:

Aumento de la síntesis de glucógeno

Aumento de la síntesis de ácidos grasos

Disminución de la proteólisis

Disminución de la lipólisis

Disminución de la gluconeogéncsis

Disminución de la autofagia

Aumento de la captación de aminoácidos

Aumento de la absorción de potasio

El tono muscular arterial

Aumento de la secreción de HCl por las células parietales del estómago.

Insulinas sintéticas

Normalmente las insulinas sintéticas se sintetizan por medio de ingeniería genética a través de ADN, pero hay un cierto desacuerdo sobre la eficacia de la insulina sintética comparada con la insulina derivada de fuentes animales.

En la diabetes tipo I, y en algunos casos en la tipo II, se hace necesaria la inyección de insulina para mantener un nivel correcto de glucosa en sangre. Existen los siguientes tipos de insulinas:

- Insulinas de acción rápida de tapa verde.
- Insulinas de acción corta de tapa morada llamada cristalina.
- Insulinas de acción intermedia o NPH.
- Insulinas de acción prolongada.

En muchos casos se combina el tratamiento con estos tipos de insulina.

También por su zona de inyección las podemos clasificar como:

- Insulinas subcutáneas: Cualquier insulina, ya sea de acción rápida o retardada.
- Insulinas endovenosas: Sólo las insulinas de acción rápida que no poseen retardantes.

Dependiendo del retardante utilizado podemos clasificar las insulinas de la siguiente manera:

- Insulinas que utilizan zinc como retardante.

- Insulinas que utilizan otras proteínas como la protamina como retardantes.

Nuevos tipos de insulina

Los científicos han intentado conseguir tipos de insulina que no tengan que ser inyectados, procurando así hacer la vida de los enfermos algo más fácil.

Insulina inhalada

En enero de 2006 se aprobó por la Comisión Europea la primera versión de insulina inhalada para el tratamiento de la diabetes tipo 1 y tipo 2. Se trataba de la primera opción terapéutica inhalada y por tanto no inyectable desde el descubrimiento de la insulina. Se planteó como una alternativa para aquellos pacientes que por diversas razones no toleraban aceptablemente un tratamiento mediante inyecciones o pastillas. Desde su introducción, no se consideró por algunos tan eficaz como la tradicional (subcutánea), ya que ésta se mide en centímetros cúbicos (cc) y la actual, en unidades (UI). Además al ser inhalada, no se sabe la cantidad exacta que se absorbe. Este tipo de insulina podría mejorar la calidad de vida del paciente diabético y disminuir las inyecciones y lo penoso e invasivo que resultan. No está recomendada en niños ni en ancianos. Por otra parte, no excluiría las inyecciones de insulina; los diabéticos insulinodependientes deberían seguir pinchándose algunas veces, siguiendo la pauta de su médico. La utilidad y valor de la insulina inhalada era más clara para quienes disfrutan de menos inyecciones en las piernas, brazos, abdomen, etc.

En octubre de 2007, apenas a unos meses de haber comenzado su comercialización en España, Pfizer, laboratorio responsable de

Exubera (nombre comercial de la insulina inhalada), decidió la retirada del mercado mundial del producto por no haber satisfecho sus expectativas económicas.

Células madre

Últimamente se ha descubierto que en las células madre del cordón umbilical se produce insulina. Un estudio realizado por investigadores estadounidenses y británicos concluye que las células madre obtenidas del cordón umbilical de recién nacidos pueden ser manipuladas para producir insulina y que en el futuro es posible que se empleen para tratar la diabetes.

La investigación fue dirigida por el Dr. Randall Urban, de la University of Texas Medical Branch (Estados Unidos), quien explica que fueron los primeros en conseguir cultivar grandes cantidades de células madre y dirigirlas para que se asemejaran a células beta productoras de insulina. A juicio del Dr. Urban, "este descubrimiento nos muestra que tenemos el potencial de producir insulina a partir de células madre adultas para ayudar a las personas con diabetes".

El estudio se publica en "Cell Proliferation" y, según los investigadores, ofrece una alternativa al uso de células madre embrionaria.

Somatostatina

La somatostatina es también secretada por el hipotálamo y otras zonas del sistema nervioso central (región paraventricular anterior, capa externa de la eminencia media, órgano subcomisural, glándula pineal o epífisis –productora de la melatonina). Esta hormona inhibe la síntesis y/o secreción de la hormona del crecimiento (GH, STH o Somatotropina) por parte de la adenohipófisis o hipófisis anterior, por lo que es una hormona de anti-crecimiento. También inhibe el eje hipotálamo-hipófisis-tiroides, bloqueando la respuesta de la hormona estimulante del tiroides o la hormona liberadora de tirotropina o TRH.

La somatostatina no sólo es secretada a nivel hipotalámico y pancreático, sino que además es secretada endocrinamente en la mucosa gastrointestinal. Además los tumores carcinoides pueden expresar receptores para la somatostatina; por otra parte se le ha encontrado como neurotransmisor en el sistema nervioso central.

Otros efectos fisiológicos de la somatostatina pancreática son:

Disminuir la tasa de digestión y la absorción de nutrientes por el tracto gastrointestinal para su posterior utilización.

Inhibir la secreción de glucagón e insulina.

Inhibir la motilidad gástrica, duodenal y de la vesícula biliar, pues limita la absorción a través del tubo digestivo.

Reducir la secreción de ácido clorhídrico, pepsina, gastrina, secretina, jugo intestinal y enzimas pancreáticas.

Inhibir la absorción de glucosa y triglicéridos a través de la mucosa intestinal.

La somatostatina es la primera proteína recombinante (aquellas que obtenemos a partir de una especie o una línea celular distinta a la célula original) producida por el E. Coli. Esto supuso un éxito científico al conseguir obtener por primera vez una proteína recombinante.

Sin embargo, también supuso un fracaso económico pues solo se utilizaba en pacientes con problemas de crecimiento por excesiva altura (enfermedad muy rara y poco frecuente).

La somatostatina fue descubierta por primera vez en los extractos de hipotálamo e identificada como una hormona que inhibe la secreción de la hormona del crecimiento. Posteriormente, la somatostatina se encontró que era secretada por una amplia gama de tejidos, incluyendo el páncreas, el tracto intestinal y las regiones del sistema nervioso central fuera del hipotálamo.

Estructura y síntesis

Se sintetizan dos formas de somatostatina que son conocidas como SS-14 y SS-28, que reflejan su longitud de la cadena de aminoácidos. Ambas formas de la somatostatina son generadas por la escisión proteolítica de pro-somatostatina, que a su vez se deriva de prepro-somatostatina. Dos residuos de cisteína en las SS-14 permiten el péptido que forma un puente disulfuro interno.

Las cantidades relativas de las SS-14 versus SS-28 secretada dependen de los tejidos. Por ejemplo, SS-14 es la forma predominante producida en el sistema nervioso y al parecer la única forma segregada por el páncreas, mientras que el intestino segrega la mayoría de las SS-28.

Además de los tejidos específicos de las diferencias en la secreción de SS-14 y SS-28, las dos formas de esta hormona pueden tener diferentes potencias biológicas. La SS-28 es aproximadamente diez veces más potente en la inhibición de la secreción de la hormona del crecimiento, pero menos potente que la liberación de SS-14 en la inhibición de glucagón.

Receptores y mecanismo de acción

Cinco receptores han sido identificados y caracterizados, todos los cuales son miembros de la superfamilia de receptores acoplados a proteínas G. Cada uno de los receptores activa diferentes mecanismos de señalización dentro de las células, a pesar de que todas inhiben la adenilato ciclasa. Cuatro de los cinco receptores no se diferencian de las SS-14 de la SS-28.

Efectos fisiológicos

La somatostatina actúa tanto en los órganos endocrinos como en los paracrinos afectando a las células diana, capaces de reaccionar con las hormonas porque contienen receptores específicos con los que éstas pueden unirse. La mayoría de la somatostatina que circula parece venir desde el páncreas y el tracto gastrointestinal. Si hubiera que resumir los efectos de la somatostatina en una sola frase, sería: "la somatostatina inhibe la secreción de muchas otras hormonas".

Efectos sobre la glándula pituitaria

La somatostatina fue denominada así por su efecto de inhibir la secreción de la hormona del crecimiento de la glándula pituitaria. Experimentalmente, todos los estímulos conocidos para la secreción de la hormona del crecimiento son suprimidos por la administración de somatostatina. Además, los animales tratados con antisueros por la somatostatina muestran elevadas concentraciones en sangre de la hormona del crecimiento, al igual que los animales que son manipulados genéticamente para alterar el gen de somatostatina.

En última instancia, la secreción de la hormona del crecimiento es controlada por la interacción de la somatostatina y la hormona del crecimiento liberadora, las cuales son secretadas por las neuronas hipotalámicas.

Efectos sobre el páncreas

Las células dentro de los islotes pancreáticos secretan insulina, glucagón y somatostatina. La somatostatina parece actuar sobre todo de una manera paracrina inhibiendo la secreción de insulina y glucagón. También tiene el efecto en la supresión de la secreción exocrina del páncreas, mediante la inhibición de la colecistoquinina que estimula la secreción de enzimas y la secretina estimulada por la secreción de bicarbonato.

Efectos sobre el tracto gastrointestinal

La somatostatina es secretada por células dispersas en el epitelio gastrointestinal, y por las neuronas del sistema nervioso entérico. Se ha demostrado que inhibe la secreción de muchas de las otras hormonas gastrointestinales, como la gastrina, colecistoquinina, secretina y el péptido intestinal vasoactivo.

Además de los efectos directos de inhibir la secreción de otras hormonas gastrointestinales, la somatostatina tiene otros efectos inhibitorios sobre el tracto gastrointestinal, que pueden reflejar sus efectos en otras hormonas, además de algunos efectos directos adicionales. La somatostatina inhibe la secreción de ácido gástrico y pepsina, reduce la tasa de vaciado gástrico, y disminuye las contracciones del músculo liso y el flujo sanguíneo en el intestino. En conjunto, estas actividades parecen tener el efecto general de reducir la tasa de absorción de nutrientes.

Efectos sobre el sistema nervioso

La somatostatina es referida a menudo como neuromoduladora que tiene actividad en el sistema nervioso central, y parece haber una gran variedad de efectos complejos en la transmisión neural. La inyección de la somatostatina en el cerebro de los roedores lleva a cosas tales como aumento de la excitación y la disminución del sueño y deterioro de algunas de las respuestas motoras.

Usos farmacológicos

La somatostatina y sus análogos sintéticos se utilizan clínicamente para tratar una variedad de neoplasias. También se utiliza en el tratamiento del gigantismo y la acromegalia, debido a su capacidad para inhibir la secreción de la hormona del crecimiento.

CAPÍTULO 3

METABOLISMO PANCREÁTICO

Circulación

La circulación sanguínea también ayuda al transporte de la insulina desde el páncreas al hígado y al resto del cuerpo. Es bien sabido que la sangre es bombeada por el corazón dos veces, una vez para la perfusión de los pulmones (para el intercambio de gases) y otra vez para inundar el resto del cuerpo. Es menos conocido que a veces la sangre pasa a través de los tejidos antes de regresar al corazón.

La circulación "portal" (la circulación que corresponde a un circuito circulatorio que se encuentra entre dos plexos venosos), es la más importante, mientras que la circulación "intestinal" (que incluye el páncreas) desemboca en el hígado.

La perfusión hepática (llevar oxígeno y nutrientes a un tejido por medio de la sangre).se hace de dos fuentes: la sangre fresca del corazón a través de la arteria hepática y la sangre rica en nutrientes absorbida recientemente por la vena porta.

El intestino absorbe los hidratos de carbono de los alimentos, incluida la glucosa (y otros nutrientes) y permanece relativamente inactivo cuando no hay comida.

Toda la sangre desde el intestino se recoge en los vasos sanguíneos en mesenterios y va primero al hígado a través de la vena porta antes de pasar a la reserva de sangre. El hígado tiene el privilegio de recibir sangre enriquecida en nutrientes antes que el resto del cuerpo.

Para el metabolismo de la diabetes, los puntos importantes son:

1. La insulina pasa primero por el hígado
2. Los nutrientes de los alimentos pasan primero a través del hígado

Los islotes están diseñados para ofrecer la insulina en la circulación portal y esto se logra en cualquier zona del abdomen, pero el responsable principal en la estabilización de azúcar en la sangre es el hígado, llamado el glucostat del organismo.

Después de una comida rica en carbohidratos normales, elimina el 50% de la glucosa en exceso para sintetizar glucógeno del hígado y la síntesis de las grasas.

Metabolismo de los carbohidratos

El glucógeno hepático es un polímero de glucosa fácilmente movilizado en el hígado y muy similar al glucógeno muscular. Durante el ayuno de corta duración entre las comidas o un ayuno más largo de varios días, así como durante el ejercicio, el hígado proporciona el 90% de la glucosa que necesitan las células del cuerpo a través de la glucogenólisis (la movilización del glucógeno) y la gluconeogénesis (conversión metabólica de la proteína a la glucosa).

La regulación a corto plazo del metabolismo de los hidratos de carbono es el cambio reversible de la síntesis de glucógeno y la glucólisis (glucogenólisis y gluconeogénesis). Tres factores principales están involucrados en la regulación de este equilibrio: las concentraciones de sustrato, los niveles hormonales, y la actividad de los nervios hepáticos. A más largo plazo, el control diario del metabolismo de los carbohidratos se determina mediante el suministro de alimentos ricos en hidratos de carbono que sean suficientes o excedan de las necesidades metabólicas. En el metabolismo saludable el exceso de combustible disminuye el apetito y aumenta la tasa metabólica. En pocas palabras, el exceso de combustible se quema. El sitio principal de esta actividad es la grasa marrón, un tipo de células de grasa que utiliza "ciclos fútiles" del metabolismo para convertir la glucosa en CO_2 y el calor.

Metabolismo energético

Todas las células del cuerpo utilizan glucosa para su propia energía a medida que la necesitan. Los músculos y las células grasas son especiales debido a que pueden almacenarla. Este "extra" en la captación de glucosa es estimulado tanto por la propia glucosa como por la insulina y las dos señales actúan de forma sinérgica.

El estado de salud del sistema orgánico es tan sensible que puede movilizar inmediatamente más del 4% de la glucosa en sangre por minuto. Esta es la razón por la cual el ejercicio puede compensar en parte el metabolismo de insulina y es un componente importante del cuidado de la diabetes.

Todo el metabolismo de los alimentos es estimulado por la insulina. La glucosa de la comida es absorbida por el hígado y se convierte en glucógeno y grasa. Durante el ayuno los músculos y el hígado convierten el glucógeno en glucosa. Los músculos también pueden convertir la grasa en combustible, pero esto es un proceso más lento. En un ayuno prolongado la lisis de los músculos degradan las proteínas en aminoácidos, y los aminoácidos son captados por el hígado y convertidos en glucosa. Así, en el hambre, el cuerpo descompone los músculos para que la glucosa alimente el cerebro, que sólo pueden utilizar la glucosa como combustible.

Sin la insulina el flujo de alimentación del combustible se apaga y el flujo de combustible en ayunas está siempre encendido. La insulina inhibe la liberación de grasas en las células de grasa, la liberación de aminoácidos por los músculos, y la conversión de glucógeno almacenado en glucosa. La captación de glucosa por los tejidos, incluyendo el músculo y la grasa, se reduce mucho si bajan las tasas de insulina, pues cada célula tiene suficiente glucosa sólo para satisfacer sus necesidades mínimas. Las células musculares necesitan más energía que otras, y por eso obtienen algo de su energía de la grasa almacenada. Con el fin de satisfacer las necesidades de energía para el resto del cuerpo, lo más importante para mantener un suministro suficiente de energía para el cerebro y evitar la muerte, el hígado debe continuar produciendo grandes cantidades de glucosa. Para ello en ocasiones se ve obligado a crear glucosa, rompiendo el tejido muscular. Las proteínas del músculo se convierten en aminoácidos y son transportados al hígado para su conversión en glucosa.

En ausencia de tratamiento con inyecciones de insulina, el consumo de tejido muscular proporciona azúcar. Este proceso de adelgazamiento ocasiona a medio plazo el fallecimiento, por lo general a los pocos meses del diagnóstico. Antes del descubrimiento de la insulina la única terapia que mantenía con vida a los diabéticos era ayunando. En la diabetes, los niveles de azúcar en la sangre pueden llegar a ser muy altos, muchas veces de lo normal. En lugar de 4 gramos de glucosa, la sangre puede contener más de 30 gramos, y esta concentración umbral llega hasta los riñones y el exceso de azúcar pasa a la orina que adquiere un sabor dulce.

CAPÍTULO 4

GLUCOSA Y GLUCÓGENO

La glucosa es el combustible principal en el cuerpo humano, la cual es utilizada por cada célula para obtener energía, y algunos órganos como el cerebro dependen exclusivamente de la glucosa para su metabolismo. La circulación de la sangre proporciona el transporte de este combustible importante, estando regulada la absorción, creación y utilización bajo un control riguroso de tal forma que el nivel de glucosa en la sangre varía sólo una pequeña cantidad cada minuto y hora tras hora. Esto asegura que cada célula del cuerpo tiene la cantidad de alimento que requiere de glucosa en sangre, habitualmente de 80 miligramos por decilitro (mg / dl) o 5 milimolar (mM).

La glucosa es un hidrato de carbono y disponemos de tres fuentes principales:

1. La glucosa alimentaria ocasionada por la descomposición de los carbohidratos de la dieta en el intestino.
2. La glucosa liberada tras su almacenaje en el hígado.
3. Y la glucosa a partir de las proteínas en el hígado.

Cuando ingerimos alimentos glúcidos la glucosa se absorbe en el intestino y es transportada al hígado, el cual actúa como un reservorio de glucosa para mantener la concentración constante en la sangre. El exceso de glucosa es absorbida por el hígado y se almacena como glucógeno o se convierte en grasa. Entre las comidas, el hígado mantiene la concentración de glucosa en la sangre para reponer el glucógeno almacenado.

Examen de glucemia

Es un examen que mide la cantidad de un azúcar (glucosa), en una muestra de sangre.

Se necesita una muestra de sangre que se debe hacer en ayunas o de forma aleatoria. En caso de practicarse en ayunas, no se debe comer ni beber nada durante 8 horas antes del examen. La prueba aleatoria se puede llevar a cabo en cualquier momento del día, pero los resultados dependen de lo que la persona ha bebido o comido antes del examen, al igual que de su actividad.

El análisis de glucemia en ayunas o la prueba de tolerancia a la glucosa son mejores para diagnosticar la diabetes y se debería hacer en las siguientes circunstancias:

Un cambio en el comportamiento

Episodios de desmayo

Convulsiones por primera vez.

Valores normales

Hasta 100 miligramos por decilitro (mg/dL) se consideran normales en un examen de glucemia en ayunas. Las personas con niveles entre 100 y 125 mg/dL tienen una alteración de la glucosa en ayunas, un tipo de prediabetes. Se considera que estos niveles son factores de riesgo para la diabetes tipo 2 y sus complicaciones.

La diabetes se diagnostica en personas con niveles de glucemia en ayunas que sean de 126 mg/dL o mayores. Los rangos de los valores normales pueden variar ligeramente entre diferentes laboratorios, por lo que deben ser juzgados por un experto.

El aumento en los niveles también puede deberse a:

Alteración de la glucosa en ayunas (también llamada "prediabetes")

Hipertiroidismo

Cáncer pancreático

Pancreatitis

Feocromocitoma

Acromegalia

Síndrome de Cuching

Glucagonoma

Diabetes mellitus

Hipopituitarismo

Hipotiroidismo

Insulinoma

Muy poco alimento

Demasiada insulina u otros medicamentos para la diabetes.

Otras causas:

Estrés intenso

Accidente cerebrovascular

Ataque cardíaco

Cirugía

Fármacos que pueden aumentar las mediciones de glucosa:

Antipsicóticos atípicos, especialmente olanzapina, quetiapina y risperidona. Betabloqueadores (como propanolol). Corticosteroides. Dextrosa. Epinefrina. Estrógenos. Glucagón. Isoniazida. Litio. Anticonceptivos orales. Fenotiazinas. Fenitoína. Salicilatos. Diuréticos tiazídicos. Triamtereno. Antidepresivos tricíclicos

Fármacos que pueden disminuir las mediciones de glucosa:

Paracetamol. Alcohol. Esteroides anabólicos. Clofibrato. Disopiramida. Gemfibrozilo. Inhibidores de la monoaminoxidasa (IMAO). Pentamidina. Sulfonilureas (como glipizida, gliburida y glimepirida).

Índice glucémico

El índice glucémico o índice glicémico (IG) es un sistema para cuantificar la respuesta glucémica de un alimento que contiene la misma cantidad de carbohidratos que un alimento de referencia. Este sistema permite comparar la "cualidad" de los distintos carbohidratos contenidos en alimentos individuales, y proporciona un índice numérico basado en medidas de la glucemia después de su ingestión (el llamado índice glucémico postprandial).

La mayor parte de los alimentos contienen carbohidratos en diferentes proporciones; pero desde el punto de vista nutricional es importante no sólo esta cantidad de carbohidratos, sino también lo rápido que se digieren y se absorben. Conocer esto último puede ser importante en la diabetes, y también para la práctica del deporte, ya que proporciona información sobre los alimentos más apropiados para obtener energía o para recuperar las reservas energéticas.

El índice glucémico de un alimento se mide en ayunas, después de haber ingerido una cantidad del alimento en cuestión (la cantidad de alimento tiene que ser tal que proporcione 50 g de carbohidrato disponible biológicamente). Las medidas de la glucemia se realizan a intervalos de tiempo previamente establecidos, hasta un máximo de 120-180 minutos. Después se comparan con las de un producto de referencia, como la glucosa o el pan blanco (50 g), al que se le asigna arbitrariamente un índice 100. El cociente entre las áreas de las respectivas curvas se denomina índice glucémico.

Aunque pudiera pensarse que los glúcidos simples o azúcares (glucosa, sacarosa, lactosa) producen respuestas glucémicas más rápidas que las de los glúcidos complejos (almidón, glucógeno), ciertos almidones pueden producir un máximo glucémico más pronunciado que azúcares como la sacarosa. Esto se debe a que tales almidones, de absorción rápida, tienen una estructura muy ramificada que facilita la acción hidrolítica de la amilasa y la consiguiente liberación de glucosa. La amilasa es una enzima que ayuda a digerir los carbohidratos y que es producida en el páncreas y las glándulas salivales.

Probablemente no existan carbohidratos de absorción lenta o rápida, y todo se deba al tiempo de permanencia a nivel plasmático de cada uno de ellos. Por ejemplo, los azúcares pasan a la sangre aproximadamente a los 30 minutos de su ingestión, aumentando sus niveles sanguíneos y, 180 minutos después de su ingestión, los niveles de glucosa retornan a los valores iniciales.

Uno de los errores más comunes en el uso del concepto IG es asociar "alimento de bajo IG" con "alimento con bajo contenido en carbohidratos". Y, por extensión, que los alimentos de bajo contenido en carbohidratos necesariamente tengan un IG bajo. Sin embargo, el IG sólo es un dato que tiene sentido en los alimentos con contenidos significativos de carbohidratos. Más aún, el término "alimentos de IG bajo" habitualmente se usa para referirse a los alimentos con alto contenido en carbohidratos (carece de significado hablar del IG en alimentos como el queso o la carne).

El IG de los alimentos es un dato que se obtiene en el laboratorio bajo condiciones estandarizadas, y no extrapolables a las condiciones en las que se consume en la dieta habitual. Por tanto, el IG de cualquier alimento en el conjunto de la dieta no sólo dependerá de la variedad y de la forma culinaria en que se prepara, sino también de los otros alimentos que le acompañen.

En las personas que consumen dietas de IG alto y bajo no se aprecian diferencias significativas a lo largo del día en los niveles plasmáticos de glucosa o insulina, aunque sí en los niveles de leptina, una hormona producida en su mayoría por los adipocitos (células grasas) aunque también se expresa en el hipotálamo, el ovario y la placenta.

También se aprecian datos contradictorios para el mismo producto: como por ejemplo en las patatas fritas que presentan un IG menor que las patatas hervidas (con o sin aceite añadido), mientras que las patatas asadas poseen un IG mayor que las fritas o las hervidas.

Glucógeno

El glucógeno es un polisacárido que constituye la forma principal de almacenamiento de la glucosa (Glc) en células animales y humanas. Lo encontramos en forma de gránulos en el citoplasma de muchos tipos de células. Los hepatocitos (células del hígado), por ejemplo, tienen la mayor concentración, entre 100 a 120 g en un adulto. En los músculos, sin embargo, se encuentra en una concentración mucho más baja (1% de la masa muscular), pero la cantidad total supera en el hígado. Pequeñas cantidades de glucógeno se encuentran en los riñones, y cantidades aún menores en ciertas células gliales (soporte de las neuronas) en el cerebro y los glóbulos blancos.

Metabolismo

El glucógeno juega un papel importante en el ciclo de la glucosa y la enfermedad más común en la que el metabolismo del glucógeno se convierte en anormal es la diabetes, en el que, a causa de cantidades anormales de insulina, el glucógeno del hígado puede ser anormalmente acumulado o quedar agotado.

El glucógeno es una forma de almacenamiento fácil para movilizar glucosa. Al tratarse de un polímero ramificado de residuos de glucosa, se puede dividir para producir moléculas de glucosa cuando se necesita energía.

La mayoría de los residuos de glucosa en glucógeno están unidos por otras moléculas denominadas α-1 ,6-glicosídicos. Estos α-glucosídicos forman polímeros helicoidales, mientras que los vínculos β producen filamentos casi rectos que forman fibrillas estructurales, como la celulosa.

El glucógeno no es tan reducido como lo son los ácidos grasos y por lo tanto no produce tanta energía. Existen algunas interrogantes como por ejemplo, la razón por la cual los animales no almacenan energía en forma de glucógeno y por qué no pueden convertir todo exceso de combustible en los ácidos grasos.

De cualquier modo el glucógeno es una reserva de combustible importante por varias razones, entre ellas que hay una ruptura controlada de glucógeno y un aumento en la liberación de glucosa disponible entre las comidas. Por lo tanto, el glucógeno sirve como amortiguador para mantener la glucosa en la sangre.

El papel del glucógeno en el mantenimiento de los niveles de glucosa en la sangre es especialmente importante porque la glucosa es prácticamente el único combustible utilizado por el cerebro, excepto durante el ayuno prolongado. Por otra parte, los niveles de glucosa a partir del glucógeno son fácilmente utilizados y por lo tanto una buena fuente de energía para la actividad repentina, extenuante. A diferencia de los ácidos grasos, la glucosa liberada puede proporcionar energía en ausencia de oxígeno y por lo tanto puede suministrar energía para la actividad anaeróbica.

Los dos principales sitios de almacenamiento de glucógeno son el hígado y el músculo esquelético, aunque la concentración de glucógeno es mayor en el hígado que en el músculo (10% frente al 2% en peso), pero hay más glucógeno almacenado en el músculo esquelético en general debido a su mayor masa.

El glucógeno está presente en el citosol (el medio acuoso del citoplasma que representa aproximadamente la mitad del volumen celular) en forma de gránulos con diámetros desde 10 hasta 40 nm. En el hígado, la síntesis y degradación del glucógeno se regulan para mantener la glucosa en la sangre cuando sea necesario para satisfacer las necesidades del organismo como un todo. Por el contrario, en los músculos, estos procesos están regulados para satisfacer las necesidades de energía del propio músculo.

La degradación del glucógeno y la síntesis son procesos bioquímicos relativamente simples y se compone de tres pasos:

1) La liberación de glucosa 1-fosfato a partir del glucógeno,

2) la remodelación del sustrato glucógeno para permitir una mayor degradación,

3) la conversión de glucosa 1-fosfato en glucosa 6-fosfato para su posterior metabolización.

La glucosa 6-fosfato derivada de la degradación del glucógeno tiene tres destinos:

1) Es el sustrato inicial de la glicólisis,

2) puede ser procesado por la vía pentosa fosfato para producir NADPH y derivados de ribosa,

3) se puede convertir en glucosa libre para su liberación en el torrente sanguíneo. Esta conversión se lleva a cabo principalmente en el hígado y en menor medida en los intestinos y los riñones.

La glucosa 6-fosfato derivada del glucógeno puede ser utilizada:

Como combustible para el metabolismo anaeróbico o aeróbico como, por ejemplo, los músculos.

Convertirse en glucosa libre en el hígado y posteriormente liberada en la sangre.

La síntesis del glucógeno requiere una forma activada de la glucosa, la glucosa uridina difosfato (UDP-glucosa), que se forma por la reacción de la UTP y UDP y que se añade al extremo no reductor de las moléculas de glucógeno. Como es el caso de la degradación del glucógeno, la molécula de glucógeno debe ser remodelada para la síntesis continua.

La regulación de estos procesos es bastante compleja. Varias enzimas que participan en el metabolismo del glucógeno responden a metabolitos que indican las necesidades energéticas de la célula. Estas respuestas permiten el ajuste de la actividad enzimática para satisfacer las necesidades de la celda en la que las enzimas se expresan.

El metabolismo del glucógeno también está regulado por las hormonas cascadas (hipotálamo-hipófisis) estimuladas que llevan a la fosforilación reversible de las enzimas, lo que altera sus propiedades cinéticas. Las hormonas permiten que el metabolismo glicogénico se adapte a las necesidades de todo el organismo. En estos dos mecanismos, la degradación del glucógeno se integra con la síntesis de glucógeno.

CAPÍTULO 5

DIABETES E HÍGADO

Pruebas de función hepática elevadas en la diabetes tipo 2

Las personas con diabetes tipo 2 tienen una mayor incidencia de anomalías en las pruebas de función hepática que los individuos que no tienen diabetes. Se detecta una leve elevación crónica de las transaminasas que reflejan la resistencia a la insulina subyacente. Esta elevación es tres veces superior al límite de lo normal, pero no es una contraindicación para la toma de antidiabéticos orales o la terapia modificadora de los lípidos. Por el contrario, los agentes antidiabéticos en general han demostrado que disminuyen los niveles de alanina aminotransferasa.

Las pruebas de la función hepática (LFT) se utilizan comúnmente en la práctica clínica para la detección de la enfermedad hepática, vigilar la progresión de la enfermedad conocida, y controlar los efectos de fármacos potencialmente hepatotóxicos.

Los parámetros más comunes son las aminotransferasas séricas, fosfatasa alcalina, bilirrubina, albúmina y tiempo de protrombina.

Las aminotransferasas, como la alanina aminotransferasa (ALT) y aspartato aminotransferasa (AST), miden la concentración intracelular de las enzimas hepáticas que se han filtrado a la circulación y sirven como un marcador de la lesión de los hepatocitos. Las aminotransferasas AST y ALT son normalmente <30-40 unidades. Cuando las elevaciones de aminotransferasas es más de ocho veces el límite superior de lo normal, refleja hepatitis viral aguda, hepatitis isquémica, drogas, o la toxina inducida por la lesión hepática. Mucho más común que los pacientes con hepatitis aguda, sin embargo, son los pacientes con elevación crónica leve de las aminotransferasas, o AST y ALT <250 U / l durante> 6 meses. La elevación crónica leve de las transaminasas se encuentra con frecuencia en pacientes diabéticos tipo 2.

La fosfatasa alcalina (AP), γ-glutamil transferasa (GGT) y la bilirrubina actúan como marcadores de la función biliar y colestasis.

La albúmina y protrombina reflejan la función de la síntesis hepática.

Teorías sobre la elevación de las pruebas hepáticas y diabetes

El hígado ayuda a mantener la concentración normal de glucosa en sangre en los estados de ayuno y postprandial (después de las comidas). La pérdida de efecto de la insulina en el hígado lleva a la glucogenolisis y a un aumento de la producción hepática de glucosa. Las anomalías de almacenamiento de triglicéridos y la lipólisis en los tejidos sensibles a la insulina, tales como el hígado, son una manifestación temprana de las enfermedades caracterizadas por resistencia a la insulina y son detectables antes de la hiperglucemia en ayunas. Aunque se piensa en factores genéticos, ambientales y metabólicos, la secuencia de eventos que conducen a la resistencia a la insulina subyacente, sin embargo, no se entienden completamente.

En algunas pruebas, la hiperinsulinemia crónica predispone al hígado a una relativa resistencia a la insulina, que se caracteriza por una falta de insulina a las señales metabólicas en los aumentos. La regulación al alza de los esteroles reguladores de la proteína SREBP-1c, aumenta la lipogénesis. Por lo tanto, la hiperinsulinemia puede conducir directamente a la resistencia hepática a la insulina con la manifestación de hígado graso.

El exceso de ácidos grasos libres se encuentra en los casos de resistencia a la insulina y se sabe que son directamente tóxicos para los hepatocitos. Posibles mecanismos incluyen la alteración de la membrana celular por la alta concentración, disfunción mitocondrial, la formación de toxinas, y la activación e inhibición de los pasos clave en la regulación del metabolismo.

Otras explicaciones posibles para la elevación de las transaminasas en la resistencia a la insulina, incluyen el estrés que ocasiona reacciones inflamatorias. El estado de resistencia a la insulina también se caracteriza por un aumento en las citoquinas proinflamatorias, como el factor de necrosis tumoral α (TNF-α), que también puede contribuir a la lesión hepatocelular. Es posible que exista una posible relación genética o predisposición al hígado graso que se encuentra en la resistencia a la insulina o un deterioro de la señalización de la insulina en lugar de una lesión puramente de los hepatocitos.

Pruebas de la función hepática y desarrollo de la diabetes

La enzima GGT es un marcador no específico que aumenta en los pacientes con diabetes tipo 2. En los estudios epidemiológicos se sabe que tiene una asociación positiva con el consumo de alcohol, tabaquismo, enfermedad coronaria, índice de masa corporal, presión arterial sistólica, triglicéridos, la frecuencia cardíaca, el ácido úrico, y el hematocrito. Tiene una asociación inversa con el nivel de actividad física. Debido a que aumenta la GGT en la diabetes, y aumenta a medida que aumenta el IMC (índice de masa corporal), se ha propuesto como marcador de la resistencia a la insulina.

Para determinar si la GGT elevada podría predecir el desarrollo de diabetes tipo 2, se hizo un estudio entre 7.458 personas no diabéticas de entre 40-59 años durante 12 años. La media de GGT sérica al inicio del estudio fue significativamente mayor en las 194 personas que desarrollaron diabetes tipo 2 que en el resto que no desarrollaron. La asociación fue independiente de la glucosa sérica y el IMC. Sin embargo, cuando la GGT fue introducida en un modelo para predecir el desarrollo de diabetes tipo 2, se encontró que no servía para predecir el desarrollo de diabetes tipo 2.

Otra enzima, la ALT en no diabéticos, constituía un factor de riesgo para desarrollar la diabetes tipo 2, independientemente de la obesidad, la distribución de grasa corporal, glucosa plasmática, lípidos, AST, las concentraciones de bilirrubina, y los antecedentes familiares de diabetes. Se determinó que las enzimas ALT, AST y GGT estaban relacionadas con el porcentaje de grasa corporal. Tras ajustar por edad, sexo, grasa corporal, la sensibilidad de todo el cuerpo a la insulina y la respuesta aguda de insulina, sólo elevación de la ALT al inicio del estudio se asoció con un aumento de la producción hepática de glucosa. Posteriormente, el aumento de las concentraciones de ALT se relacionó con una disminución en la sensibilidad de la insulina hepática y el riesgo de diabetes tipo 2. Se concluyó que el aumento de ALT es un factor de riesgo para diabetes tipo 2 e indica un papel potencial de la gluconeogénesis hepática aumentada y / o inflamación en la patogénesis de la diabetes tipo 2.

Por otro lado, los pacientes con diabetes tipo 1 con mayor frecuencia tienen niveles elevados de bilirrubina. Sin embargo, el aumento de las pruebas hepáticas rara vez fueron más del doble del límite superior normal.

La elevación de la ALT también se asocia con la aparición de diabetes en los últimos 4 años, la aparición de la diabetes madura (35-51 años), y el uso de la dieta o sulfonilurea.

En un estudio más amplio, de las personas con diabetes tipo 2, la prevalencia de la elevación de la ALT fue de 7,8%, en comparación con una prevalencia del 3,8% en los no diabéticos. La prevalencia de la elevación de ALT por encima de tres veces lo normal no fue significativamente diferente entre los pacientes no diabéticos y diabéticos (0,4 frente a 0,7%). Los que tenían sobrepeso y obesidad fueron más propensos a tener elevación de la ALT. Hubo una prevalencia del 10,6% en los pacientes diabéticos obesos en comparación con una prevalencia del 6,6% en los pacientes obesos no diabéticos.

Hígado graso no alcohólico

La causa más común de pruebas de función hepática elevadas en pacientes diabéticos tipo 2 es la enfermedad de hígado graso no alcohólico (NAFLD). Se trata de una condición clínico-patológica que representan un amplio espectro de hallazgos histológicos de esteatosis hepática o la acumulación de grasa en los hepatocitos, sin inflamación, con un componente necroinflamatorio que puede o no puede tener fibrosis o EHNA. Se define por la ausencia o el consumo de alcohol mínimo, y la biopsia de hígado muestra esteatosis macrovesicular con o sin necro-inflamatoción, y la exclusión de otras formas de enfermedad hepática. Aunque la patogenia aún no está clara, se caracteriza por la acumulación de triglicéridos en los hepatocitos. La resistencia a la insulina se cree que juega un papel importante en la acumulación de triglicéridos. El exceso de ácidos grasos intracelulares, el estrés oxidante, el agotamiento del ATP, y la disfunción mitocondrial, contribuyen a la lesión del hepatocito y la inflamación seguida de fibrosis.

No es de extrañar, que lo más habitual en las pruebas de laboratorio en pacientes con hígado graso no alcohólico, sea de leve a moderada en la elevación de las aminotransferasas séricas. Al igual que en el estudio histológico de los pacientes diabéticos con pruebas de función hepática anormal, el nivel de elevación de las transaminasas en el hígado graso no alcohólico no predice la gravedad de la histología hepática.

Hígado graso no alcohólico en pacientes no diabéticos

La NAFLD está sustituyendo el alcohol y la hepatitis viral como la causa más común de pruebas de función hepática crónicamente elevada, tanto en individuos diabéticos como no diabéticos. De los pacientes con hígado graso no alcohólico, 60-95% son obesos, 28-55% tienen diabetes tipo 2, y 20-92% tiene hiperlipemia.

En un estudio prospectivo de 1.124 adultos que fueron referidos para evaluación de pruebas de función hepática crónicamente elevados, 81 estaban predispuestos a tener etiología desconocida, basada en la ausencia de marcadores séricos de metabolismo infecciosos (hepatitis B y C), hormona estimulante del tiroides, enfermedades autoinmunes (electroforesis de proteínas séricas, anticuerpos antinucleares, anticuerpos antimitocondriales, anti-anticuerpos anti-músculo liso), o causas hereditarias de la enfermedad hepática (α-1 antitripsina, ceruloplasmina, hierro, capacidad de unión, o ferritina). No tenían antecedentes de alcohol o de uso de drogas hepatotóxicas, ni signos de enfermedad hepática crónica, ni sarcoidosis. Es de destacar que no se encuentran otras causas de la elevación de las transaminasas, como los trastornos musculares, insuficiencia suprarrenal, y la enfermedad celíaca, pero la mayoría tenían algún grado de esteatosis.

Hepatitis C y Diabetes Tipo 2

La hepatitis C (VHC), es la principal causa de enfermedad hepática en los Estados Unidos, y un conocido predictor independiente de la diabetes tipo 2, la enfermedad endocrina más común, incluso en pacientes sin cirrosis. No obstante, no hay mayor prevalencia de infección por el VHC en los pacientes diabéticos, aunque un porcentaje alto tienen pruebas de función pulmonar anormalmente elevada, Esto sugiere que cualquier paciente diabético con pruebas de función hepática elevadas necesita someterse a la detección de VHC.

Estatinas en pacientes diabéticos tipo 2 con transaminasas altas

En un estudio sobre individuos de alto riesgo con enfermedad vascular, incluyendo a las personas con diabetes, los índices de nivel elevado de ALT por encima del doble del límite superior aumentaron en los pacientes que tomaban estos medicamentos contra el colesterol, aunque no de manera significativa. Se identificaron, no obstante, mialgias.

El tratamiento con dosis altas de estatinas se asocia con alteraciones más frecuentes de las pruebas hepáticas, aunque por lo general son todavía relativamente poco frecuentes. Es posible que tenga incidencia negativa en las enfermedades cardiovasculares si se percibe elevación de ALT, AST, o ambas. Las recomendaciones actuales son de que los diabéticos tipo 2 con otros factores de riesgo cardiovascular podrían tomar estatinas para la prevención primaria de las complicaciones macrovasculares, pero deben someterse a pruebas continuadas de la función hepática.

Para los pacientes diabéticos con transaminasas basales de menos de tres veces el límite superior de lo normal, no está contraindicado para iniciar, continuar o adelantar el tratamiento con estatinas, siempre y cuando los pacientes sean monitoreados cuidadosamente. La frecuencia de los controles requeridos en estos pacientes es objeto de debate. También hay un debate acerca de si la elevación de las transaminasas en la terapia con estatinas ni siquiera constituye hepatotoxicidad. Para los pacientes diabéticos mayores de 40 años, y desde luego en la configuración de múltiples factores de riesgo cardiovascular o enfermedad cardiovascular conocida, el riesgo potencial de la terapia con estatinas a partir de la perspectiva de la hepatotoxicidad es ampliamente superado por los beneficios demostrados de la reducción de riesgo de ECV.

Medicamentos antidiabéticos orales en pacientes con elevación de las transaminasas

La introducción de la troglitazona como sensibilizador a la insulina y los casos de hepatotoxicidad posterior, llevaron a investigar el riesgo basal de enfermedad hepática en pacientes diabéticos tipo 2 con antidiabéticos orales que no sean las tiazolidinedionas. Un 1,5% acusaron enfermedad hepática durante el período de estudio, pero quizá se debiera a predisposición. Los agentes antidiabéticos orales no se considera que ocasionen o agraven la enfermedad hepática. La reacción hepática que llevó a la muerte en algunos pacientes tratados con troglitazona antes de su retirada del mercado, quizá no tuviera una relación directa.

Hay cierta incidencia de insuficiencia hepática en personas con diabetes tipo 2 tratadas con pioglitazona en comparación con otros antidiabéticos orales, aunque el riesgo no es mayor que con otros medicamentos. La incidencia de elevación de la ALT en valores superiores a tres veces el límite superior de la normalidad fue prácticamente idéntico entre los pacientes con pioglitazona y los tratados con placebo. Todas las elevaciones de las enzimas fueron reversibles en todos los pacientes que desarrollaron elevación de la ALT con pioglitazona. Tampoco hay evidencia de efectos hepatotóxicos en los pacientes que toman rosiglitazona.

Esto apoya la importancia del vínculo entre el control glucémico, la resistencia a la insulina y la función hepática y sugiere que el control glucémico y la mejora en la resistencia a la insulina puede reducir la elevación crónica leve de transaminasas a menudo en los pacientes diabéticos.

Conclusiones

Las personas con diabetes tipo 2 tienen una mayor incidencia de anomalías LFT que las personas que no tienen diabetes.

Cualquier paciente con diabetes que tenga una leve elevación crónica de ALT, o elevación de ALT $\leq$ 250 U / l durante> 6 meses, debe tener una revisión de las causas tratables de enfermedad hepática crónica, en especial la hepatitis B, hepatitis C y la hemocromatosis, que se encuentran con mayor incidencia en la diabetes tipo 2.

En pacientes en los que una historia dirigida y el examen físico no levanten sospechas de otras causas de las pruebas hepáticas elevadas, tales como medicamentos, alcohol, enfermedades autoinmunes, la etiología metabólica, o etiología hereditaria, y para aquellos que no tienen evidencia de enfermedad hepática más grave, tales como elevaciones en la bilirrubina o el tiempo de protrombina o disminución de la albúmina, es posible que no estén contraindicadas.

El control de rutina de las pruebas de función pulmonar en pacientes con diabetes tipo 2, debe realizarse al inicio de la terapia con medicamentos y si los pacientes desarrollan síntomas de aumento de insuficiencia hepática. Más allá de eso, una revisión periódica tendrá que basarse en el juicio clínico, teniendo en cuenta que la elevación de las transaminasas no siempre se correlaciona con cambios histológicos en el hígado.

La elevación de la ALT en tres veces el límite superior de lo normal, no es una contraindicación para el inicio del tratamiento con cualquier antidiabéticos orales o terapia modificadora de los lípidos. Por el contrario, los agentes antidiabéticos en general han demostrado que disminuye los niveles de ALT.

Complicaciones oculares

Las personas con diabetes tienen mayor riesgo de complicaciones en los ojos y la mayoría tendrá algún tipo de retinopatía, un trastorno de la retina.

Cuidado de los Ojos

Hay pasos que deben hacerse para evitar problemas en los ojos:

Primero y más importante, mantener los niveles de azúcar en la sangre bajo control estricto. En la diabetes no controlada adecuadamente, los casos de retinopatía son cuatro veces más frecuentes que en las personas que mantienen sus niveles de azúcar en sangre cerca de lo normal. En las personas que ya tenían retinopatía, la afección progresa en el grupo de control riguroso sólo la mitad de las veces.

Estos resultados demuestran que hay que tener un gran control sobre lo que sucede con los ojos. Además, los altos niveles de azúcar en la sangre pueden hacer que la visión sea temporalmente borrosa.

En segundo lugar, hay que reducir la presión arterial alta. La hipertensión puede hacer empeorar dichos problemas oculares.

Fumar en tercer lugar, así que hay que dejar de fumar.

En cuarto lugar, se debe consultar a un oftalmólogo al menos una vez al año para que realice un examen con la pupila dilatada.

Tener un control con el médico de cabecera o atención primaria no es suficiente. Tampoco lo es acudir a solicitar unas lentes a un oftalmólogo. Los optometristas sólo pueden detectar los signos de retinopatía, mientras que los oftalmólogos pueden tratarlas. Ninguno controla la diabetes.

En quinto lugar, consulte a su oftalmólogo si:

Su visión se vuelve borrosa,

tiene serios problemas para leer,

ve doble,

uno o ambos de sus ojos están dañados,

sus ojos se enrojecen y permanecen de esa manera,

siente presión en el ojo,

ve manchas o moscas volantes,

las líneas rectas se ven deformadas,

no puede ver las cosas como lo hacía antes.

Cuándo acudir a un oculista

Si tiene entre 10 y 29 años de edad y ha tenido diabetes durante al menos 5 años, debe hacerse un examen anual de dilatación ocular.

Si usted tiene 30 años o más, debe hacerse un examen anual con dilatación del ojo, sin importar el poco tiempo que ha tenido diabetes. Exámenes más frecuentes pueden ser necesarios si tiene alguna enfermedad de los ojos.

Si tiene cualquier cambio en su visión.

Si está embarazada o planea quedar embarazada.

Anatomía ocular

Para entender lo que sucede en los trastornos de los ojos, es importante entender cómo funciona el ojo.

El ojo es una bola cubierta con una membrana exterior dura, clara y curva. Esta zona curva es la córnea, que enfoca, admite la luz, al tiempo que protege el ojo.

Después de que la luz pase a través de la córnea, viaja por un espacio llamado cámara anterior (que se llena con un líquido protector denominado humor acuoso), a través de la pupila (un agujero en el iris, la parte coloreada del ojo), y luego a través de una lente que lleva a cabo un enfoque más preciso. Finalmente, la luz pasa a través de otra cámara llena de líquido en el centro del ojo (el humor vítreo) y golpea la parte posterior del ojo, la retina. Al igual que la película en una cámara, la retina registra las imágenes enfocadas en ella. Pero a diferencia de la película, la retina también convierte las imágenes en señales eléctricas que el cerebro recibe y decodifica.

Una parte de la retina está especializada para ver los detalles. Esta pequeña área de extra-fuerte visión se denomina la mácula.

Los vasos sanguíneos de la retina y los posteriores alimentan a la mácula. Los más pequeños de esos vasos sanguíneos son los capilares.

Tratamientos naturales

Varios complementos pueden ayudar a prevenir o tratar algunas de las complicaciones comunes de la diabetes. Sin embargo, debido a que la diabetes es una enfermedad peligrosa, el tratamiento alternativo no debe ser intentado como un sustituto del cuidado médico convencional.

La aterosclerosis es uno de los peores problemas asociados con la diabetes y todas las sugerencias pueden ser útiles. De manera similar, los tratamientos naturales útiles en general para mejorar los perfiles de colesterol y triglicéridos pueden ser útiles para las personas con diabetes. Tanto el aceite de pescado (Omega 3) como la niacina (tratamientos usados para mejorar los niveles de triglicéridos y colesterol, respectivamente), parecen ser seguros para las personas con diabetes.

Varias evidencias sugieren que los frutos rojos del arándano pueden ayudar a prevenir los daños oculares (cataratas y retinopatía) causados por la diabetes. El pictogenol, una fuente de OPC, también ha mostrado promesas para la retinopatía diabética.

Se ha sugerido que la vitamina C puede ayudar a prevenir las cataratas en la diabetes, basándose en su relación con el sorbitol. El sorbitol, una sustancia libre de azúcares que tiende a acumularse en las células de las personas con diabetes, puede desempeñar una función en el desarrollo de las cataratas diabéticas. La vitamina C parece ayudar a reducir la acumulación del sorbitol. Sin embargo, la evidencia de que la vitamina C proporciona beneficios importantes por esta ruta es, en el presente, indirecta e inconclusa.

Otro estudio sugiere que la vitamina C puede ser útil para reducir la presión arterial en las personas con diabetes. De cualquier modo, dosis preventivas de vitamina C no parecen estar desaconsejadas.

Glaucoma

Se trata de una molestia que se caracteriza por el aumento de la presión dentro del ojo. El glaucoma es una afección que reviste gravedad ya que de no ser tratada a tiempo esta puede derivar en ceguera. Las personas con diabetes son un 40% más propensas a sufrir de glaucoma que las personas sin diabetes. Cuanto más tiempo haya tenido diabetes, el glaucoma es más común y el riesgo también aumenta con la edad.

El glaucoma se produce cuando se acumula presión (tensión) en el ojo. En la mayoría de los casos, la presión hace que el drenaje del humor acuoso reduzca su velocidad y que se acumule en la cámara anterior. La presión comprime los vasos sanguíneos que llevan sangre a la retina y el nervio óptico. La consecuencia es que se pierde la visión gradualmente debido a que la retina y el nervio están dañados.

Las causas suelen ser debidas a microbios o toxinas, y muchas veces esta dolencia va unida a reumatismos, sífilis, tuberculosis, hipertensión o hidropesía.

Diagnóstico

El diagnóstico se basa principalmente en tres exploraciones: en la tonometría, la campimetría y oftalmoscopia.

La *tonometría* considera normal hasta los 20 mmHg. Se deben realizar controles rutinarios en los pacientes que presenten factores de riesgo, preferiblemente realizando una curva tensional, es decir, tomando repetidamente la presión dadas las oscilaciones que existen durante el día.

La *oftalmoscopia*, permite observar la excavación glaucomatosa dentro del área papilar, de forma ovalada con mayor diámetro vertical, con desplazamiento temporal y cambios en los trayectos de los vasos que por pérdida del tejido de soporte se apoyan en la pared de la excavación.

La *campimetría* manifiesta las alteraciones funcionales producidas por la atrofia papilar, dependiendo del estadio de la enfermedad. Este estudio sirve para conocer la evolución del glaucoma.

Tratamiento convencional

Los grupos de fármacos utilizados son:

1) *Beta Bloqueadores*: tenemos aproximadamente cuatro bloqueadores beta, los cuales actúan disminuyendo la formación del humor acuoso por el bloqueo de receptores B del epitelio ciliar. Se administran cada 12 horas. Estos son: Timolol al 0.25, 0.50% (más utilizado), Levobunol al 0.5%, Betaxolol al 0.5% y Carteolol al 1, 2% que tiene un efecto beneficioso sobre la papila, ya que posee actividad simpático-mimética intrínseca por su acción de agonista parcial.

Los efectos secundarios más comunes son:

A nivel local:

Sequedad de ojos, blefaroconjuntivitis, intolerancia local, etc.

A nivel sistémico (son los más frecuentes y producen):

SNC: insomnio, vértigos, disminución de la libido; psiquiátricos como depresión, psicosis, etc. Cardiovasculares: bradicardia, hipotensión, bloqueos A-V, síncopes y arritmias. Respiratorios: broncoespasmos, disnea, etc.

Inhibidores de la anhidrasa carbónica: disminuyen la formación del humor acuoso. La Acetazolamida administrada por vía oral, por su gran cantidad de efectos secundarios, no se utiliza en tratamientos a largo plazo, siendo una medicación complementaria en determinadas situaciones o para el período preoperatorio. A nivel local producen sensación de cuerpo extraño, quemazón, lagrimeo, visión borrosa, conjuntivitis alérgica. La Dorzolamida fue el primer inhibidor tópico con aplicación clínica, cuyos efectos colaterales son mínimos en comparación con la anterior.

Prostaglandinas: se encuentran entre los nuevos fármacos antiglaucomatosos. Son los más utilizados como droga de primera elección para el tratamiento del glaucoma crónico de ángulo abierto. Su mecanismo de acción es diferente al poner en marcha la vía uveoescleral. Se instila una vez cada 24 horas, con mejor eficacia si es durante la noche. Reduce la presión intraocular incrementando el flujo de salida del humor acuoso utilizando la vía uveoescleral, además de disminuir la resistencia de salida del flujo. No están indicados en ojos con uveítis activa y en pacientes con glaucomas secundarios de origen inflamatorio.

Simpático-miméticos o estimulantes adrenérgicos: el único usado actualmente es la Dipivalyl Epinefrina al 0.1% que actúa disminuyendo la formación y mejora la salida del humor acuoso, aumentando la permeabilidad del canal de Schelmm, mejorando el flujo uveoescleral y estimulando la producción de prostaglandina. Esta droga se instila cada 12 horas, aunque tiene efectos secundarios locales. Este fármaco no está indicado en pacientes con enfermedad coronaria o cardiovascular hipertensiva, y puede desencadenar un reflejo vagal que conduzca a bradicardia e hipotensión severa. Además, interacciona con algunos antidepresivos que lo potencian y con los antiinflamatorios AINES que disminuyen su efecto.

Agentes Para-simpaticomiméticos: dada su frecuencia de instilación (cada seis horas) y sus efectos secundarios locales, actualmente no son de primera elección, quedando actualmente casi en desuso.

Tratamiento natural

CAMU CAMU

Composición:

Vitamina C, 63 veces superior al limón, Beta-caroteno, Calcio, Hierro, Niacina, Fósforo, Proteínas, Riblofavina y Tiamina.

Propiedades:

Antioxidante que aumenta las defensas del organismo

Agente inmunoestimulante y antibacteriano

Previene las infecciones y evita el escorbuto

Interviene en la formación de dientes, huesos y tejidos conjuntivos

Ayuda con la fragilidad capilar, hemorragias, malformación de los huesos y dientes

Ayuda a evitar la fatiga, importante para la formación de músculos, tendones y ligamentos

Esencial para la absorción del hierro y previene la anemia del deportista.

Su corteza y su tallo consumidos en infusión representan un excelente remedio para la diabetes.

Ejerce una acción preventiva y terapéutica contra la agresión celular debido a la oxidación por radicales. También en afecciones oculares como la degeneración muscular relacionada con la edad y cataratas. Por otra parte, tiene especial importancia en los niños, las mujeres embarazadas o que amamanten y las personas de la tercera edad.

ARÁNDANO (Vaccinum myrtillus)

Partes utilizadas:

Se emplearán los frutos

Composición:

Taninos, glucósido gálico y neomirtilina en las hojas. Azúcares, inositol, pectina, taninos, carotenos, vitaminas, antocianos en los frutos.

Usos medicinales:

Por su riqueza en flavonoides, antocianósidos y antioxidantes, los frutos resultan ideales para que el ojo sea capaz de captar la luz de baja intensidad -ceguera nocturna- y en afecciones de la visión como el glaucoma o la miopía. Las hojas son útiles en diarreas y en la diabetes. Los frutos mejoran la agudeza visual, las enfermedades vasculares, las hemorroides y en especial la retinopatía diabética. Se utiliza para mejorar el asma y como antiséptico de las vías urinarias pues posee efecto bactericida en orina.

En sinergia con la Eufrasia para mejorar la patología ocular.

Otros usos:

Los campesinos que toman habitualmente los frutos del arándano tienen justa fama de tener una visión extraordinaria, incluso en la vejez.

Plantas medicinales

La función principal de la fitoterapia en el tratamiento del glaucoma supone la utilización de una serie de plantas que tienen como objetivo fundamental: plantas antihipertensoras que rebajen la presión intraocular y plantas que aporten los nutrientes necesarios para una buena salud ocular (principalmente aquellas que sean muy ricas en vitamina C y antioxidantes).

Uso interno

GINKGO (*Ginkgo Biloba*)

Partes utilizadas:

Se emplean las hojas.

Composición:

Antocianinas, flavonoides y ginkgólidos.

Usos medicinales:

Excelente venotónico en varices y hemorroides. Mejora la circulación cerebral, la insuficiencia circulatoria y la fragilidad capilar, siendo especialmente importante en ancianos. La capacidad para mejorar la circulación sanguínea en los pequeños capilares, hacen de esta planta una de las mejores opciones.

Se comporta como un poderoso antioxidante, aumentando la cantidad de oxígeno disponible para el cerebro, al mismo tiempo que evita la coagulación excesiva de la sangre. Se cree que el Ginkgo también puede ayudar a mejorar la transmisión de información en las células cerebrales, el tiempo de reacción en pruebas de memoria, siendo especialmente eficaz en los pacientes con Alzheimer.

Otros usos:

Mejora la disfunción eréctil por un aumento del volumen sanguíneo en los cuerpos cavernosos del pene, ejerciendo también como un moderado antidepresivo.

Toxicidad:

No tiene toxicidad.

BOLSA DE PASTOR (*Capsella bursa-pastoris*)

Partes utilizadas:

Se emplean las hojas.

Composición:

Histamina, ácido fumárico, flavonoides, colina, tiramina, taninos y saponina.

Usos medicinales:

Es antihemorrágica, hipertensora, emenagoga y cicatrizante. Es uno de los mejores antihemorrágicos conocidos, inclusive localmente. Actúa en metrorragias, heridas y pérdidas de sangre internas, así como en varices, hemorroides y flebitis. Controla los desarreglos menstruales, las fiebres intermitentes y se le han encontrado efectos como antitumoral. Externamente es eficaz en las heridas sangrantes y como colirio puede detener las hemorragias oculares y nasales. Su sinergia se da con el Hidrastis en las metrorragias y los tumores vaginales.

Otros usos:

Puede consumirse como alimento. Posee moderados efectos como diurética, estimulante del metabolismo y depurativa, así como cardiotónica.

Toxicidad:

No tiene toxicidad, pero aplicar con moderación en hipertensos o en enfermos con antecedentes coronarios.

Otras plantas recomendadas:

Tisana recomendada: Cola de caballo, diente de león, **raíz de zarzaparrilla**. A partes iguales. No endulzar con azúcar y tomarla con el zumo de medio limón exprimido. Dos tazas al día.

HINOJO: (*Foeniculum vulgare*) decocción de 40 gr. de semillas por litro de agua. Tomar una ó 2 tazas diarias.

MUÉRDAGO: Es un antihipertensivo muy eficaz, útil para el tratamiento del glaucoma, cuando este responde a causas circulatorias. (Infusión de una cuchara de planta seca por taza de agua. Tomar esta taza en dos tomas diarias.)

CANNABIS (*Cannabis sativa*) En casos de glaucoma, conlleva una disminución de la presión ocular.

Uso externo

SAÚCO: (*Sambucus nigra*) Ha sido un remedio tradicional para lo que se ha llamado " mal de ojo". (Realizar lavados de ojos con la infusión de un puñado de flores por litro de agua. Aplicar una gasa sobre los ojos). No administrar en caso de conjuntivitis alérgica o fiebre del heno.

HINOJO: (*Foeniculum vulgare*) decocción de 40 gr. de semillas por litro de agua. Mojar los ojos con una compresa.

EUFRASIA: (*Euphrasia officinalis*) Se ha utilizado desde hace muchos años para tratar las enfermedades de los ojos. Evita el lagrimeo y reduce las inflamaciones de los ojos. Realizar una infusión con 2 cucharadas de la planta en medio litro o de agua. Dejar enfriar y aplicar una gasa húmeda sobre los ojos.

HOMEOPATÍA

Prunus spinosa

Sintomas: Mejor por el lagrimeo. Glaucoma agudo. Iridocoroiditis. Opacidades en el vítreo. Prurito.

Spigelia

Es, posiblemente, el medicamento más importante del glaucoma agudo, cuando hay intensos dolores oculares opresivos de dentro a fuera.

Crocus sativus (azafrán)

Respuesta pupilar lenta. Neuralgia ciliar. Astenopia. Glaucoma inminente. Embolia de la arteria central de la retina. Fotofobia.

Colchicum

Midriasis a la derecha, miosis a la izquierda. Catarata. Glaucoma. Lagrimeo al aire libre. Edema en los párpados inferiores.

Gelsemium

Lagrimeo. Conjuntivitis; blefaritis; iritis; coroiditis. Glaucoma. Retinitis albuminúrica. Ambliopía.

Belladona

Protrusión de los ojos. Hemorragia retiniana. Glaucoma. Pesadez y caída de párpados, que se le cierran.

Phosphorus

Ojos doloridos y con sensación de plenitud; glaucoma agudo. Conjuntivas enrojecidas; amarillentas. Inflamaciones oculares.

Lachesis Mutus

Lagrimal con erupción facial antigua. Glaucoma. Dolor en los oídos; en el derecho, mejor acostado.

CATARATAS

Muchas personas sin diabetes tienen igualmente cataratas, pero las personas con diabetes tienen un 60% más probabilidades de desarrollar esta afección ocular. Las personas con diabetes tienden a desarrollar cataratas a una edad más joven y hacer que avance más rápido. Con las cataratas, las nubes impiden la transparencia de la lente, y la luz se bloquea.

Para ayudar a tratar las cataratas leves, puede que tenga que usar gafas de sol más a menudo y usar control del deslumbramiento, con lentes polarizadas y que dispongan de filtros anti UV. Para las cataratas que interfieren en gran medida con la visión, los médicos suelen extirpar el cristalino del ojo. A veces el paciente recibe un trasplante de lentes nuevos. En personas con diabetes, la retinopatía puede empeorar después de la extracción del cristalino, desarrollándose glaucoma.

Causas

No siempre las cataratas son un trastorno del envejecimiento, ya que pueden estar producidas frecuentemente por la diabetes, inflamaciones e infecciones del ojo, traumatismos, calor excesivo, uso de colirios, rayos X o exposición prolongada al sol. Mirar al sol a través de una cámara fotográfica, aunque sea durante unos segundos, puede originar una catarata en poco tiempo.

La persona suele notar inicialmente una pérdida progresiva de la visión, sin dolor, llegando a ver solamente un velo blanco en los casos más avanzados. Otro síntoma es la miopía, aunque en estos casos existe la paradoja que una persona que necesitaba gafas para ver de cerca comience a no necesitarlas. Externamente, la presencia de un color blanquecido en el cristalino confirma fácilmente la enfermedad.

Tratamiento natural

En los comienzos el problema puede quedar enmascarado con el uso de unas gafas adecuadas, aunque posteriormente su progreso es irreversible y se necesitará extraer el cristalino.

La medicina natural no puede aportar soluciones buenas en estas enfermedades, aunque se puede intentar frenar su evolución en los primeros momentos. Se tomarán por vía interna extracto de **arándano, pipas de calabaza crudas y glutatión reducido**, durante un tiempo indefinido.

Glutatión

El glutatión (GSH) es un tripéptido implicado en muchas funciones celulares, jugando un papel central en la protección de las células frente a los radicales libres, frente a intermediarios reactivos del oxígeno y frente a electrófilos, y por tanto también en la determinación de la sensibilidad de las células a la radiación y a la citotoxicidad inducida por drogas. El glutatión existe en dos formas, reducido (GSH) y oxidado (GSSG). En lo que respecta al sistema inmune, algunas funciones de las células T pueden ser potenciadas en vivo mediante la administración de GSH.

Otros autores han publicado los efectos protectores del GSH y su papel beneficioso en el cáncer y otras enfermedades, como las cataratas. Como antioxidante, el GSH protege a las células frente los radicales libres, a los electrófilos y al estrés oxidativo.

El glutatión es liberado por el hígado al plasma sanguíneo y a la bilis. El glutatión plasmático es usado por muchos tejidos (riñón, pulmón, cerebro); sin embargo el glutatión en sí mismo no es significativamente transportado a la mayoría de las células de estos tejidos.

Localmente se harán lavados frecuentes con **agua de eufrasia** y se pondrán en el ojo afectado **compresas de arcilla o cebolla**.

Otros

Se han recomendado mucho los colirios a base de **limón** o **perejil** y para utilizarlos la persona deberá realizarlos con la concentración adecuada para que no le escueza.

Nutrientes

Las vitaminas C y B2 son las más adecuadas.

Homeopatía

Causticum CH4, Naphatalium CH6, Natrium muriaticum CH6, Calcium fluoratum CH 12, Gelsemium CH5. También sílice y fósforo.

RETINOPATÍA

La retinopatía diabética es un término general para todos los trastornos de la retina causados por la diabetes. La retinopatía diabética es la causa más común de enfermedad ocular por diabetes y la causa principal de ceguera en adultos. Es causada por cambios en los vasos sanguíneos de la retina, el tejido sensible a la luz ubicado al fondo del ojo. En algunas personas con retinopatía diabética, los vasos sanguíneos pueden derramar líquido. En otras personas, los vasos sanguíneos anormales crecen en la superficie de la retina. Con el tiempo, la retinopatía puede empeorar produciendo disminución de la visión y ceguera.

Hay dos tipos principales de retinopatía: no proliferativa y proliferativa.

Retinopatía no proliferativa

En la retinopatía no proliferativa, la forma más común de la retinopatía, los capilares en la parte posterior del globo ocular forman bolsas y se puede mover a través de tres fases (leve, moderada y grave), a medida que más y más vasos sanguíneos se bloquean.

Aun cuando la retinopatía no suele causar la pérdida de visión en esta etapa, las paredes capilares pueden perder su capacidad de controlar el paso de sustancias entre la sangre y la retina. El líquido puede filtrarse en la parte del ojo donde se centra en la mácula. Cuando la mácula se hincha con líquido, un estado llamado edema macular, la visión se torna borrosa y puede perderse por completo.

A pesar de que la retinopatía no proliferativa por lo general no requiere tratamiento, el edema macular debe ser tratado, y, afortunadamente, el tratamiento suele ser eficaz en detener y revertir la pérdida de la visión.

Retinopatía proliferativa

En algunas personas, la retinopatía progresa después de varios años de una forma más grave llamada retinopatía proliferativa. De esta forma, los vasos sanguíneos están tan dañados que se cierran. En respuesta, los vasos sanguíneos nuevos comienzan a crecer en la retina. Estos nuevos vasos son débiles y pueden perder sangre, con lo cual la visión se bloquea, ocasionando una hemorragia vítrea. Los nuevos vasos sanguíneos también pueden causar cicatrización de los tejidos. Después de que el tejido de la cicatriz se encoge, puede deformar la retina o sacarla de su lugar, lo que ocasiona desprendimiento de retina.

La mayoría de las personas con retinopatía no proliferativa no tienen síntomas, por lo que la retina puede estar dañada antes de que se note algún cambio en la visión.   Incluso con la retinopatía proliferativa, la forma más peligrosa, la gente a veces no tienen síntomas hasta que es demasiado tarde para tratarlos.   Por esta razón, debe hacerse examinar los ojos regularmente por un profesional de la visión.

Riesgos

Varios factores influyen en la retinopatía:

El control del azúcar en la sangre

Los niveles de presión arterial

El tiempo que han tenido diabetes

La genética.

Cuanto más tiempo haya tenido diabetes, más probabilidades tendrá de tener retinopatía. Casi todas las personas con diabetes tipo 1 con el tiempo tendrán la retinopatía no proliferativa, y la mayoría de las personas con diabetes tipo 2 también la padecerá. Sin embargo, la retinopatía que destruye la visión, la retinopatía proliferativa, es mucho menos común.

Las personas que mantienen sus niveles de azúcar en la sangre cerca de lo normal son menos propensas a la retinopatía o tener formas más leves.

Tratamiento convencional

Grandes avances se han logrado en el tratamiento de la retinopatía diabética. Los tratamientos como la fotocoagulación dispersa, la fotocoagulación focal y la vitrectomía, previenen la ceguera en la mayoría de la gente. Cuanto más pronto se diagnostique, es más probable que estos tratamientos tengan éxito. Los mejores resultados se producen cuando la vista es todavía normal.

En la fotocoagulación, se hacen diminutas quemaduras en la retina con un láser especial. Estas quemaduras sellan los vasos sanguíneos y detienen su crecimiento y fugas.

En la fotocoagulación dispersa (también llamado fotocoagulación panretiniana), el profesional de la visión hace cientos de quemaduras con un patrón de lunares en dos o más ocasiones. La fotocoagulación dispersa reduce el riesgo de ceguera por hemorragia vítrea o desprendimiento de la retina, pero sólo funciona antes del sangrado o cuando el desprendimiento ha progresado mucho. Este tratamiento también se utiliza para algunos tipos de glaucoma.

Los efectos secundarios de la fotocoagulación dispersa son usualmente pequeños. Se incluyen varios días de visión borrosa después de cada tratamiento y la posible pérdida de la visión lateral (periférica).

En la fotocoagulación focal, se utiliza el láser precisamente en las fugas de los vasos sanguíneos en la mácula. Este procedimiento no cura la visión borrosa causada por edema macular, pero sí evita que empeore. Cuando la retina ya se ha desprendido o una gran cantidad de sangre se ha filtrado en el ojo, la fotocoagulación ya no es útil.

La siguiente opción es la vitrectomía, que es una cirugía para eliminar tejido cicatrizal y el líquido turbio del interior del ojo. Cuanto antes se haga la operación, es más probable que tenga éxito. Cuando el objetivo de la operación es extraer la sangre del ojo, por lo general funciona. Sin embargo, volver a colocar la retina en el ojo es mucho más difícil y funciona en sólo la mitad de los casos.

Investigadores de la University of Oklahoma Health Sciences Center han encontrado un mecanismo para usar un compuesto natural para detener una de las causas más importantes de ceguera en el mundo. El descubrimiento de la función del compuesto en la inflamación y formación de nuevos vasos relacionados con la enfermedad ocular, significa que los científicos pueden desarrollar nuevas terapias para detener la retinopatía diabética que afecta sólo en los Estados Unidos a 5 millones de Diabéticos tipo 1 y 2.

Investigadores de Oklahoma aplicaron el nuevo compuesto a las células usando tecnología de nanopartículas. El tratamiento en modelos experimentales detuvo el derrame y bloqueó la inflamación, y disminuyó el crecimiento de vasos anormales. Los investigadores están ahora estudiando el compuesto en el cáncer y en la degeneración macular relacionada con la edad.

Tratamiento natural

El **Ginkgo Biloba** puede tener cualidades que ayuden a quienes sufren de retinopatía. Investigadores argentinos encontraron que esta hierba trabaja de igual manera que la droga dipiridamol, un anticoagulante, en lo referente a beneficiar los tejidos vítreos y de la retina en la retinopatía.

Otro instrumento fitoterápico que puede ser de ayuda es el extracto de corteza de **pino marítimo** francés. En un estudio se administró a 20 pacientes con diabetes, ateroesclerosis y otras enfermedades vasculares 150 mg/d de esta planta, durante dos meses. Los investigadores encontraron que este extracto benefició a los pacientes, posiblemente al unirse a las proteínas de las paredes de los vasos sanguíneos y "sellarlas", conduciendo a una reducción en la permeabilidad capilar.

PINO MARÍTIMO *(Pinus pinaster Soland)*

Composición

Se emplean las yemas, ricas en trementina (pinenos, canfeno, sesquiterpenos), productos oxigenados y flavonoides. Las Proantocianidinas Oligoméricas que encontramos en el extracto de la corteza del pino marítimo francés, son una familia de elementos químicos conocidos científicamente como complejos prosianidólicos oligoméricos (OPC). Sustancias similares (pero no idénticas) también se encuentran en las semillas de uva.

Usos medicinales

Antihistamínica, antihemorrágica, controla la permeabilidad y aumenta la resistencia capilar, es astringente, antirreumática, expectorante, antiséptica de vías respiratorias y urinarias y, en uso tópico, es rubefaciente. Se emplea con éxito en afecciones respiratorias: alergias, rinitis, sinusitis, faringitis, gripe, resfriados, laringitis, traqueítis, bronquitis, asma; infecciones urinarias: cistitis, uretritis, prostatitis. Varices, hemorroides, fragilidad capilar.

En uso tópico: Inflamaciones osteoarticulares, heridas, parodontopatías, vulvovaginitis.

Contraindicada en esencia en la insuficiencia renal, epilepsia, Parkinson u otras enfermedades neurológicas.

Otra investigación en Alemania encontró resultados similares después de verificar 1.300 casos en los cuales fue utilizado para la retinopatía, y concluyeron que el extracto trabaja del mismo modo que el **dobesilato de calcio**, una droga usada en la retinopatía diabética.

Otros

Según una investigación hecha en California, las bayas (fresas, **arándanos**, saúco, frambuesa, etc.) contienen antocianinas, sustancias con funciones antioxidantes, antiedad y antidiabéticas. Las antocianinas también protegen la integridad del ADN, proporcionan protección cardiovascular, mejoran la función cerebral y mental, la visión, la salud urinaria y cutánea.

Los **antioxidantes** como la **vitamina E**, **selenio**, **vitamina C**, **betacarotenos** y **N-acetil cisteína** también parecen ser útiles contra la retinopatía. El estrés oxidativo puede ser un factor en las alteraciones de la retina de origen diabético; por lo tanto, se supone que los antioxidantes pueden ser beneficiosos en la reducción esos cambios.

N-ACETIL-CISTEÍNA

Es un poderoso aminoácido antioxidante que ayuda a neutralizar los radicales libres y restos tóxicos productos del metabolismo celular. Funciona mejor cuando se lo combina con selenio y vitamina E.

N-Acetil-Cisteína ha demostrado dar protección al organismo contra un amplio rango de elementos tóxicos: protege de los daños de la radiación ambiental y lo mismo hace a nivel pulmonar y en el hígado con los efectos tóxicos del alcohol y el cigarrillo. Actúa como agente quelante de metales pesados como el cadmio, plomo y mercurio que provienen de la polución producida por los tubos de escape de los automóviles y de los procesos industriales y los eliminan fuera del organismo.

Fluidifica el mucus del tracto respiratorio, por lo que es beneficioso para las bronquitis y enfisemas.

La N-Acetil-Cisteína se convierte, en el organismo, en glutatión, componente con propiedades antioxidantes. Aumenta la masa muscular y ayuda a metabolizar las grasas.

Se le atribuyen un efecto antienvejecimiento (anti-aging) incrementando los niveles de glutatión, particularmente en hígado, pulmones, riñones y huesos largos, órganos que usan estos componentes para su protección.

En un estudio a ratas con diabetes se les proporcionó uno de dos regímenes: las vitaminas C y E, o una mezcla de las vitaminas C y E, betacaroteno, N-acetil cisteína y selenio. Aquellas que consumieron el régimen de las vitaminas solamente, experimentaron una reducción del 50 por ciento en lesiones vasculares y las que tomaron el cóctel tuvieron una mayor reducción (entre 55 y 65 por ciento). Así, la administración de antioxidantes a largo plazo parece inhibir el desarrollo de los síntomas tempranos de la retinopatía diabética.

En otro estudio anterior, el cóctel antioxidante ayudaba en la reducción del estrés oxidativo y del óxido nítrico, que se pueden correlacionar con la diabetes y la retinopatía diabética. Los antioxidantes como las vitaminas C (1.000 mg/d) y la E (400 IU/d) también reducen el daño causado por el óxido nítrico en los ojos de personas diabéticas.

Medicina tradicional china

La retinopatía diabética consiste en hemorragias intrarretinianas, hemorragias prerretinianas (en zona de coroides o úvea), exudados, edema, microaneurismas y engrosamiento de capilares. Son, por tanto, estas lesiones las que debemos abordar.

El hecho de que en esta lesión haya un exudado indica la presencia de una infección de tipo *Calor tóxico*, es decir, producida por hiperactividad inmunitaria lo que ocasiona este "Calor" como factor de la génesis de la diabetes. Este factor debe ser regulado con **BASE-1.**

La presencia de edema en el entorno retiniano indica *Humedad-Calor* y reclama cura con **BASE-10** para su drenaje.

3) La presencia de microaneurismas indica un *Vacío de Yin* que por otra parte es con gran frecuencia, otro factor presente en el terreno en que se genera la diabetes, y supone agresión hormonal desde médula suprarrenal al campo vascular y ocular.

Este terreno causal se expresa también en hipertensión ocular, nistagmo, conjuntivitis, glaucoma, catarata, fotofobia, ojos secos y rojos, vértigo. El insomnio y el sudor nocturno son propios de este segundo terreno. **BASE-2, BASE-5, FA-661.**

4) La presencia de hemorragias retinianas expresa debilidad microvascular que debe remitirse con principios específicos como Angélica, Jengibre, Ledeburielle y otros.

JENGIBRE *(Zingiber officinale)*

Partes utilizadas

Se emplea la raíz

Composición

El aroma es debido a una esencia que contiene los terpenos siguientes: cineol, felandreno, citral y borneol. El gusto acre y ardiente proviene de los fenoles siguientes; gingerol, shogaol y zingerona.

Usos medicinales

Alivia las náuseas y los mareos producidos por los viajes, también los vómitos matutinos de embarazada, y aquellos que son ocasionados por intolerancias medicamentosas.

Es antiespasmódico, mejora la digestión de las grasas, y se emplean en las enfermedades producidas por frío, pues genera calor interno. Se le atribuyen propiedades para estimular las defensas, como antiinflamatorio y para reducir el colesterol y la hipertensión.

Otros usos

Previene la formación de coágulos en la patología arterial. Para aliviar dolores de garganta, chupar un trozo de jengibre.

Externamente se emplea su aceite para sabañones, enfriamientos renales y enfermedades reumáticas.

Toxicidad

Estimula la menstruación, por lo que no debe ser empleado durante el embarazo. Puede ocasionar, igualmente, acidez estomacal a dosis altas. A dosis pequeñas corrige la acidez.

Síndromes asociados a los anteriores en la formación de la retinopatía diabética

Estas cuatro certidumbres anteriores definen la cura fitoterápica de la retinopatía diabética. **BASE-1, BASE-5, BASE-10, FA-661.**

1) Un terreno muy frecuente en la conformación de la Retinopatía diabética es el formado por *Calor-Plenitud de Hígado* y *Vesícula Biliar* más *Humedad-Calor*. No solo la retinopatía sino otras lesiones como glaucoma, retinitis, úlcera corneal, blefaritis, cólera, neuralgia intercostal, otitis, litiasis biliar, cistitis, uretritis, pueden producirse en este terreno.

Como vemos, esta asociación liga la *Humedad-Calor* en la retinopatía a un *Fuego hepático* que debe ser explícitamente corregido. **BASE-2, BASE-10, FA-660** será la fitoterapia más precisa, pero el terapeuta valorará un *Calor Tóxico* si lo hubiese o un *Vacío de Yin* para añadir **BASE-1.**

2) La Retinopatía diabética nos lleva a *Plenitud de Hígado* asociado a *Vacío de Sangre* y a *Desarmonía entre Hígado y Bazo* con presión de aquel sobre éste. Se describen aquí tres disfunciones: *Hígado en Plenitud* biológica, anemia o debilidad sanguínea y digestivo débil o insuficiente. Esto es simplemente el terreno básico en que la experiencia clínica en China ha demostrado que se constituyen las causas de un tipo importante de retinopatías. Entendamos que puede haber un *Calor Tóxico* o un *Vacío de Yin* o un edema o una fragilidad vascular como se define esencial de la retinopatía, y sosteniendo esa disfunción puede certificarse este terreno. Propio de él son posibles hepatitis crónicas, anemia, gastritis, úlcera péptica, quistes de mama, esterilidad funcional, pleuresía, neurastenia, cefalea, fatiga, hipoglucemia, lupus, inapetencia, síndrome premenstrual, boca amarga, boca seca, baja calidad visual, con pulso vacío que puede acompañar la lesión retiniana. Se trata, por tanto, de un esencial terreno en la retinopatía.

Tratamiento: BASE-3QH, BASE-4, BASE-9, FA-662. Todo terapeuta bien entrenado en Medicina China sabrá reconocer cada uno de estos síndromes como causantes de Retinopatía Diabética. Precisamos, no obstante, que las patologías además del problema retiniano, son propias de cada uno.

3) Retinopatía diabética en terreno de *Estancamiento de Qi de Hígado* que se transforma en *Calor con Vacío de Bazo* más *Vacío de Sangre*. Irritabilidad, mal humor, conjuntivitis, oliguria, palpitaciones, fiebre, suspiros, hiperemotividad y memoria laxa definen también este *Estancamiento de Qi*.

Tratamiento: BASE-3QH, BASE-4, BASE-9, FA-662.

Como vemos, el abordaje fitoterápico de la retinopatía diabética supone un reto médico tan importante como el objetivo que se propone: evitar la pérdida de vista en muchos enfermos de diabetes. Ahora bien, el análisis de siete terrenos biológicos alterados obliga al terapeuta como hemos dicho a conocer con precisión los síndromes diagnósticos mediante los que la *M.T.China* evalúa la biología del "ambiente *interno metabólico*".

Observemos que el terreno que determina la enfermedad básica, la diabetes, determina igualmente las patologías asociadas. En este caso la retinopatía. Mejorar una supone por tanto mejorar la otra.

No obstante, y puesto que en la experiencia oftalmológica en China se ha precisado una preparación específica para la retinopatía diabética lo incluimos, sin variarla en absoluto, en este estudio.

Homeopatía

PHOSPHORUS

Paciente nervioso y débil.

Funciona eficientemente en el hígado y el riñón.

También es un remedio para el sangrado de cualquier parte del cuerpo, evitando de manera significativa el evento vascular cerebral.

Albuminuria.

Útil para ansiedades y temores.

Retinopatía.

LACHESIS MUTUS

Pacientes locuaces, diabéticos con problemas circulatorios.

Diabetes en la menopausia.

Gangrena diabética.

Útil en el caso de evento vascular cerebral.

Hemorragias del tubo digestivo alto.

Hemorragia de retina.

CAPÍTULO 6

Las complicaciones del pie

Las personas con diabetes pueden desarrollar muchos y diferentes problemas en los pies. Incluso los problemas comunes pueden empeorar y llevar a complicaciones graves. Los problemas en los pies ocurren con mayor frecuencia cuando hay daño en los nervios, también conocido como neuropatía, lo que resulta en la pérdida de sensibilidad en los pies. La mala circulación sanguínea o cambios en la forma de los pies o dedos también pueden causar problemas.

Neuropatía

A causa del daño en el sistema nervioso, el diabético puede ver disminuida su capacidad de sentir dolor, calor y frío. La pérdida de la sensibilidad a menudo significa que no se puede sentir una lesión en el pie. Así que se podría tener una piedra en el zapato y caminar sobre ella todo el día sin notarla. Incluso se podría tener una ampolla y no sentirla. En un extremo, se podría tener una lesión en el pie hasta que la piel se rompe y se infecta.

El daño en los nervios también puede conducir a cambios en la forma de los pies y los dedos. Hay que utilizar zapatos especiales terapéuticos, en lugar de forzar los pies deformados dentro de los zapatos regulares.

Cambios en la piel

La diabetes puede causar cambios en la piel del pie. A veces, el pie puede llegar a estar muy seco, y secarse y agrietarse. El problema es que los nervios que controlan la grasa y la humedad en el pie ya no funcionan.

Después de bañarse, es conveniente secarse los pies y sellar la humedad restante con una capa fina de vaselina simple, una crema de manos sin aroma, u otros productos.

No ponga aceites o cremas entre los dedos. El exceso de humedad puede provocar una infección. Además, no remoje sus pies, ya que resecará posteriormente la piel.

Callos

Los callos se producen con más frecuencia y se acumulan más rápido en los pies de las personas con diabetes. Esto se debe a que hay zonas de alta presión en el pie. Si es muy grande necesitará zapatos terapéuticos o su extracción.

Los callos, si no se recortan, se ponen muy gruesos, se descomponen y se transforman en úlceras (llagas abiertas). Nunca intente cortarse los callos usted mismo -esto puede llevar a úlceras e infecciones-. Además, no trate de quitar callosidades y callos con agentes químicos. Estos productos pueden quemar la piel.

Usar una piedra pómez todos los días le ayudará a mantener los callos bajo control. Lo mejor es utilizar la piedra pómez sobre la piel húmeda. Póngase loción protectora inmediatamente después de utilizarla.

Las úlceras del pie

Las úlceras se presentan con mayor frecuencia en la almohadilla de los pies o en la parte inferior del dedo gordo del pie. Las úlceras en los lados de los pies son por lo general debido a zapatos mal ajustados. Recuerde que, a pesar de que algunas úlceras no duelen, cada úlcera debe ser vista por el médico. Las úlceras descuidadas pueden dar lugar a infecciones, que a su vez pueden conducir a la pérdida de una extremidad.

Quizá sea necesario hacer radiografías del pie para asegurarse de que el hueso no está infectado. El médico puede limpiar el tejido muerto e infectado, aunque quizá sea necesario el ingreso hospitalario y realizar un cultivo microbiano.

No esté con los pies al aire, salvo sentado. Caminar sobre una úlcera puede hacer que se hagan más grandes y la infección sea más profunda. Puede necesitar un zapato especial, un dispositivo ortopédico o una escayola en el pie para protegerlo.

Si la úlcera no se cura y la circulación es mala, el médico puede necesitar que le recomiende a un cirujano vascular. Un buen control diabético es importante. Los niveles altos de glucosa en la sangre hacen que sea difícil luchar contra infección.

Después de que esté curada la úlcera del pie, debe cuidarse la herida. El tejido cicatrizal debajo de la herida curada se descompone fácilmente y puede que tenga que usar zapatos especiales después de la cura para proteger esta área y evitar que la úlcera vuelva a aparecer.

Circulación pobre

La mala circulación (flujo sanguíneo) puede hacer que el pie sea menos capaz de combatir la infección y curarse. La diabetes hace que los vasos sanguíneos de los pies y las piernas se estrechen y endurezcan. Es necesario controlar algunas de las cosas que causan mala circulación, entre ellas no fumar, ya que fumar hace que las arterias se endurezcan con mayor rapidez.

Si los pies están fríos, puede creer que necesitan calor. Por desgracia, si los pies no pueden sentir el calor, es fácil quemarse con agua caliente, botellas de agua caliente o almohadillas eléctricas. La mejor manera de ayudar a los pies fríos es usar calcetines calientes.

Algunas personas sienten dolor en las pantorrillas al caminar rápido, subir una colina o en una superficie dura. Esta condición se conoce como claudicación intermitente. Parar a descansar unos momentos debería poner fin al dolor. Si tiene estos síntomas, debe dejar de fumar.

Quizá debería empezar a trabajar en un programa de caminatas. El ejercicio es bueno para la mala circulación. Estimula el flujo sanguíneo en las piernas y los pies. Caminar en césped, con zapatos cómodos, es saludable, salvo que tenga heridas abiertas.

Plantas medicinales como el **Hamamelis, Ginkgo Biloba** y **Milenrama**, le ayudarán. Tómelas todos los días en infusión para mantener su sangre fluida.

Amputación

Las personas con diabetes tienen más probabilidades de tener un pie o una pierna amputada que otras personas. ¿El problema? Muchas personas con diabetes tienen enfermedades en las arterias, lo que reduce el flujo sanguíneo a los pies. Además, muchas personas con diabetes tienen afectados también los nervios, lo que reduce la sensación. En conjunto, estos problemas hacen que sea fácil tener úlceras e infecciones que pueden llevar a la amputación. No se asuste: la mayoría de las amputaciones se pueden prevenir con el cuidado regular del pie y calzado adecuado.

Use compresas de **árnica** para mejorar su circulación y tómela también en gránulos homeopáticos a la 9CH.

Cuidado de los pies

Hay que realizar un examen completo de los pies al menos una vez al año -más a menudo si tiene problemas en los pies.

Recuerde quitarse los calcetines y los zapatos mientras espera el examen físico.

Hay que acudir al médico si tiene cortaduras o heridas en la piel, o una uña encarnada. También, si su pie cambia de color, forma, o simplemente se siente diferente (por ejemplo, se vuelve menos sensible o doloroso).

Si tiene callos o durezas, deberá eliminarlos.

Examine sus pies todos los días en busca de manchas rojas, cortes, inflamación o ampollas. Si no puede ver la planta de los pies, use un espejo o pida ayuda a alguien.

Sea más activo. Planifique su programa de actividad física con su equipo de salud.

Lávese los pies todos los días y séquelos cuidadosamente, especialmente entre los dedos.

Mantenga su piel suave y tersa. Frote una capa fina de crema para la piel sobre el empeine y la planta de los pies, pero no entre los dedos.

Si puede ver y alcanzar sus uñas, córtelas cuando sea necesario. Recorte las uñas de forma recta y lime los bordes con una lima de uñas o de cristal.

Use zapatos y calcetines en todo momento. Nunca camine descalzo. Use zapatos cómodos que le queden bien y protejan sus pies. Revise el interior de sus zapatos antes de usarlos. Asegúrese de que el forro esté liso y no hay objetos en el interior.

Proteja sus pies del calor y del frío. Use zapatos en la playa o en el pavimento caliente. No ponga sus pies en agua caliente. Pruebe la temperatura del agua antes de sumergir sus pies en ella como lo haría antes de bañar a un bebé. Nunca use bolsas de agua caliente, almohadillas calientes o mantas eléctricas.

Mantenga el flujo de sangre en sus pies. Ponga sus pies en alto cuando esté sentado. Mueva los dedos de los pies y los tobillos hacia arriba y hacia abajo durante 5 minutos, dos o tres veces al día. No cruce las piernas durante largos periodos de tiempo. No fume. Una de las mayores amenazas para los pies es fumar que afecta a los pequeños vasos sanguíneos. Si insiste, puede disminuir el flujo sanguíneo a los pies y las heridas sanarán lentamente. Mucha gente con diabetes que necesitan amputaciones son fumadores.

Aprenda acerca de la neuropatía (que puede causar entumecimiento en los pies), así como otras complicaciones.

CAPÍTULO 7

Las complicaciones de la piel

La diabetes puede afectar cualquier parte del cuerpo, incluyendo la piel. El 33 por ciento de las personas con diabetes tienen un desorden de la piel causado o afectado por la diabetes en algún momento de sus vidas. De hecho, estos problemas son a veces el primer signo de que una persona tiene diabetes. Afortunadamente, la mayoría de enfermedades de la piel pueden prevenirse o tratarse fácilmente si se detectan a tiempo.

Algunos de estos problemas son problemas de la piel que puede tener cualquiera, pero las personas con diabetes los padecen con mayor facilidad. Estas son las infecciones bacterianas, infecciones por hongos, y la picazón. Otros problemas de la piel ocurren en su mayoría o sólo a las personas con diabetes. Estos incluyen dermopatía diabética, necrobiosis lipoídica diabética, ampollas diabéticas, y xantomatosis eruptiva.

Afecciones generales de la piel

Infecciones bacterianas

Hay varios tipos de infecciones bacterianas que se producen en personas con diabetes:

Orzuelos (infecciones de las glándulas del párpado).

Foliculitis (infección de los folículos pilosos).

Carbuncos (infecciones profundas de la piel).

Infecciones en las uñas.

Los tejidos inflamados suelen estar calientes, hinchados, rojos y dolorosos. Varios organismos diferentes pueden causar las infecciones, aunque la mayoría de las veces es por estafilococos.

Una vez declarada, las infecciones bacterianas pueden ser graves, sobre todo para las personas con diabetes, aunque hoy en día, la muerte es poco común, gracias a los antibióticos y mejores métodos de control de azúcar en la sangre. Pero aún así, las personas con diabetes tienen más infecciones bacterianas que los demás, pero se pueden reducir las posibilidades de estas infecciones mediante el cuidado de la piel.

Infecciones por hongos

El culpable de las infecciones por hongos de las personas con diabetes a menudo es el Candida albicans. Este hongo de tipo levadura, puede crear erupciones pruriginosas de zonas húmedas, de color rojo, rodeadas de pequeñas ampollas y escamas. Estas infecciones ocurren a menudo en los pliegues de calor y por la humedad de la piel. Áreas problemáticas son las que están debajo de los senos, alrededor de las uñas, entre los dedos de los pies, en las esquinas de la boca, debajo del prepucio (en hombres no circuncidados), y en las axilas y la ingle.

Comunes en las infecciones por hongos son la sarna, el pie de atleta, la tiña (una afección en forma de anillo que pica), y la infección vaginal que causa picazón.

Tratamiento natural de las infecciones fúngicas

AJO: Usar uno o dos dientes de ajo triturados. Aplicar sobre la zona afectada.

ARTEMISA: Verter un puñado de Artemisa en un litro de agua y dejar hervir durante tres minutos, después lavarse con ese líquido por la mañana y por la noche.

CANELA: Verter un puñado de canela en medio litro de agua hirviendo, mover un minuto, luego lavar las zonas afectadas con el preparado.

MELISA: Hervir un puñado de hojas en medio litro de vino, hacerse lavados con el preparado.

JENGIBRE: Cocer 30 gramos de raíz de jengibre picada por taza de agua; usarlo como aplicación externa 2 veces al día.

Picazón

El prurito localizado es a menudo causado por la diabetes y originado por una infección por hongos, piel seca, o mala circulación. Cuando la mala circulación es la causa del prurito, las áreas afectadas pueden ser las partes más bajas de las piernas.

Es posible que pueda tratar la picazón sin problemas. Limite la frecuencia con que se baña, especialmente cuando la humedad es baja. Use un jabón suave con crema hidratante y aplique crema para la piel después del baño.

El picor puede aliviarlo con APIS 9CH. Cinco gránulos cada vez que lo necesite.

Dermopatía diabética

La diabetes puede causar cambios en los vasos sanguíneos pequeños. Estos cambios pueden producir problemas en la piel.

La dermopatía a menudo se ve como de color marrón claro, con parches escamosos. Estas manchas pueden ser de forma ovalada o circular. Algunas personas los confunden con manchas de la edad. Esta enfermedad ocurre con mayor frecuencia en la parte delantera de las dos piernas.

La dermopatía es inocua y no necesita ser tratada, aunque el aceite de **Rosa Mosqueta** le ayudará. No se exponga a los rayos solares.

Otras enfermedades de la piel

Las reacciones alérgicas en la piel pueden ocurrir en respuesta a los medicamentos, como insulina o píldoras para la diabetes. Esté pendiente de las erupciones, depresiones o protuberancias en los lugares donde se inyecta la insulina.

Ampollas diabéticas

En raras ocasiones, las personas con diabetes tienen erupción con ampollas que se manifiestan en el dorso de los dedos, manos, dedos, pies, y, a veces, en las piernas o los antebrazos. Estas llagas y quemaduras ocurren a menudo en personas que tienen neuropatía diabética. A veces son grandes, pero suelen ser indoloras y no tienen enrojecimiento alrededor de ellas. Se curan por sí mismas, generalmente sin cicatrices, en unas tres semanas. El único tratamiento es llevar los niveles de azúcar en sangre bajo control.

Xantomatosis eruptiva

La xantomatosis eruptiva es otra enfermedad causada por la diabetes no controlada. Se compone de sarpullidos de color amarillo, con forma de guisante. Cada erupción tiene un halo de color rojo y produce comezón. Ocurre con más frecuencia en el dorso de las manos, pies, brazos, piernas y nalgas.

El trastorno suele aparecer en hombres jóvenes con diabetes tipo 1, y la persona a menudo tiene niveles altos de colesterol y grasa en la sangre. Al igual que las ampollas diabéticas, estas protuberancias desaparecen cuando el control de la diabetes es restaurado.

Esclerosis Digital

A veces, las personas con diabetes desarrollan una piel gruesa, cerosa, en la palma de su mano. A veces la piel en los dedos y la frente también se pone espesa. Las articulaciones de los dedos se vuelven rígidas y no pueden moverse de la manera que deberían. En raras ocasiones, las rodillas, los tobillos o los codos también se endurecen.

Esta enfermedad ocurre aproximadamente en un tercio de las personas que tienen diabetes tipo 1. El único tratamiento es llevar los niveles de azúcar en sangre bajo control.

Granuloma anular difundido

En el granuloma anular diseminado, la persona tiene bien definidos en forma de anillo o de arco zonas elevadas en la piel. Estas erupciones ocurren con más frecuencia en las partes del cuerpo lejos de la línea externa (por ejemplo, los dedos o las orejas); pero a veces las zonas elevadas se producen en el tronco y pueden ser de color rojo, rojo-marrón, o color de la piel.

Acantosis nigricans

La acantosis nigricans es una condición en la que las superficies elevadas de color canela o marrón aparecen en los lados del cuello, las axilas y la ingle. A veces también ocurren en las manos, los codos y las rodillas.

La acantosis nigricans usualmente es diagnosticada en personas que tienen mucho sobrepeso.

Tratamiento natural de las afecciones de la piel

Las siguientes plantas medicinales son de aplicación general en la mayoría de las enfermedades de la piel:

BARDANA *(Arctium lappa)*

Partes utilizadas

Se emplean las raíces.

Composición

Tiene polienos, ácidos alcoholes, taninos e inulina, además de un principio antibiótico eficaz contra el estafilococo dorado en la raíz. Las hojas, artiopicrina, calcio y magnesio.

Usos medicinales

Antidiabética, depurativa y antibiótica. Es uno de los mejores depurativos que existen, pudiéndose emplear indistintamente por vía oral o tópica con el mismo éxito. Es eficaz, por tanto, en el acné, dermatosis, vitíligo, psoriasis, caída del cabello y como antibiótica en la mayoría de las infecciones, aunque de manera especial en amigdalitis y sarampión. Tiene igualmente propiedades insuperables contra la gota, la eliminación del ácido úrico y la diabetes. Se le atribuyen propiedades antitumorales dignas de ser tenidas en cuenta. Produce un aumento benéfico de la sudación y es eficaz en las enfermedades febriles. Externamente es el tratamiento de elección en las dermatosis, forúnculos, ántrax, alopecia, caspa, hongos, infecciones vaginales y lavado de heridas infectadas.

Otros usos

Su sinergia se encuentra con la Fumaria en los tratamientos depurativos y con la Equinácea en las heridas y las enfermedades infecciosas.

La raíz cocida es comestible y nutritiva.

Toxicidad

No tiene, aunque hay que tener en cuenta su efecto hipoglucemiante.

CALÉNDULA *(Calendula officinalis)*

Partes utilizadas:

Se emplean las flores y las hojas frescas, puesto que secas ya no tienen propiedades.

Composición:

Contiene flavonoides, aceite esencial, ácido salicílico, carotenos, saponina, resina, calendina, lactonas terpénicas y alcoholes.

Usos medicinales:

Tiene efectos coleréticos, provoca sudor y estimula los ovarios. Se usa especialmente para regular la función ovárica, tanto por exceso como por déficit, aliviando también las menstruaciones dolorosas. Aumenta la producción de bilis, mejora las digestiones de las grasas, cura las úlceras gástricas y posee efectos antiespasmódicos. Tiene acciones antitumorales, especialmente en la mujer. Externamente tiene amplios usos en enfermedades de piel, así como para mejorar la belleza y la tersura. Se emplea para lavar abscesos, eliminar verrugas, en el acné, la tiña y las úlceras varicosas. También contra la caída del cabello, los sabañones y las úlceras varicosas.

Otros usos:

Con las flores se da color a postres y comidas, sustituyendo en ocasiones al azafrán. La savia que contiene el tallo se emplea para tratar directamente las verrugas y los callos e incluso para casos de traumatismos.

Es adecuada en las mamas dolorosas y como colutorio para las caries.

Toxicidad:

No tiene toxicidad

ALOE VERA

Partes utilizadas:

Se emplean las hojas frescas y el zumo que se obtiene mediante incisiones en el tallo.

Composición:

Contiene ácidos: glutamínico, aspártico, aloético, fórmico,

palmítico y esteárico (Planta) y ascórbico (Hojas). Aceites esenciales: cineol, cariofileno, pineno. Minerales: calcio, magnesio, potasio, zinc, fósforo, manganeso, aluminio (Hojas). Aminoácidos: Aloína, aloesina, arginina, lisina, barbaloína, glicina, glutamina, histidina, serina (Planta). También vitamina B1, taninos, aloemodina, aloína, aloinósidos, emodina y resina.

Usos medicinales

Internamente es laxante a dosis medias y purgante a dosis altas, también vulnerario, estomacal y aperitivo. Puede mejorar la disentería bacteriana, inflamaciones del intestino grueso, hemorroides y las cefaleas ocasionadas por trastornos gástricos o uterinos. Se emplea internamente contra la infección por cándida. Las hojas se emplean para elaborar aceite y se le reconocen efectos como vulnerario, estomacal y aperitivo.

Otros usos

Externamente es la base de numerosos cosméticos y mejora las úlceras cutáneas. Es adecuado para quemaduras, pequeñas heridas, sarpullidos, las arrugas, el eczema, el herpes y el acné, así como para dar brillo a la piel y aplicado en los párpados para aliviar la conjuntivitis. También se emplea en la psoriasis, el acné juvenil, los orzuelos y como protector solar.

ROSA MOSQUETA *(Rosa eglanteria)*

Partes utilizadas:

Su fruto, conocido como escararamujo, se utiliza para la confección de dulces y mermeladas y para hacer infusiones. El aceite extraído de sus semillas se aprovecha en cosmética.

Composición:

El *aceite de rosa mosqueta* se extrae de las semillas de esta especie de rosa realizando una presión en frío. Su contenido en ácidos grasos esenciales (AGE) poliinsaturados es muy elevado, con un 80%, de los cuales: 41% Ácido linoleico, 39% Ácido linolénico, y 16% Ácido oleico.

Usos medicinales:

Tiene capacidad degenerante activando los fibroblastos que darán lugar a la síntesis del colágeno y la elastina dérmica, así como posee potentísimo carácter astringente, uniendo los bordes rotos de la epidermis para facilitar la cicatrización natural. El aceite se emplea en cosméticos, aduciendo que:

Regenera y nutre la piel eliminando arrugas no muy profundas y reduciendo cicatrices o marcas de cualquier etiología, redistribuye la pigmentación, lo que posibilita la eliminación de manchas, realiza acciones preventivas y correctivas del fotoenvejecimiento y de los problemas cutáneos debidos a sobreexposición a las radiaciones solares, mediante la autogeneración de melanina.

Para casos más severos de cicatrices, estrías, arrugas de expresión y manchas solares, se recomienda el uso continuado de aceite puro de rosa mosqueta en la zona a tratar cada pocas horas hasta revertirlos. No se debe utilizar con carácter preventivo de estos casos. Al ser un aceite vehicular, se recomienda su uso estrictamente en la dermis, nunca en mucosas (genitales, cavidad bucal...), ojos o uso interno en el organismo.

Por su cantidad de lípidos y su carácter astringente, no se debe utilizar en pieles grasas o con tendencia a grasa.

CAPÍTULO 8

Afecciones circulatorias

Necrobiosis lipoídica diabética

Otra enfermedad que puede ser causada por cambios en los vasos sanguíneos es la necrobiosis lipoídica diabética (NLD que ocasiona manchas similares a la dermopatía diabética, pero menos abundantes, aunque más grandes y más profundos.

La NLD a menudo comienza como una zona roja y elevada. Después de un tiempo, se ve como una cicatriz brillante con un borde violeta. Los vasos sanguíneos bajo la piel pueden llegar a ser más fáciles de ver. A veces, la NLD ocasiona picazón y dolor, y a veces las manchas se abren.

Las mujeres adultas son las más propensas a padecerlo, pero mientras que las llagas no se abran no es necesario que sean tratadas, aunque si le salen llagas abiertas, hay que poner tratamiento médico.

Aterosclerosis

La aterosclerosis es un engrosamiento de las arterias que pueden afectar la piel de las piernas. Las personas con diabetes tienden a tener aterosclerosis a edades más tempranas que otras personas.

Como la aterosclerosis estrecha los vasos sanguíneos, la piel cambia. También aumenta la vellosidad que se manifiesta fina, fresca y brillante. Los dedos de los pies se enfrían. Las uñas de los pies son más gruesas y cambian de color.

El ejercicio causa dolor en los músculos de la pantorrilla, porque los músculos no están recibiendo suficiente oxígeno.

Las piernas afectadas se curan lentamente cuando la piel tiene heridas. Incluso los rasguños pueden ocasionar heridas abiertas que sanan lentamente.

Las personas con neuropatía son más propensas a sufrir lesiones en los pies. Esto ocurre porque la persona no siente dolor, calor, frío o presión. La persona puede tener un pie lesionado y no saberlo.

La herida sigue sin ser tratada, y las infecciones se desarrollan fácilmente. La aterosclerosis puede empeorar las cosas y la reducción del flujo sanguíneo puede causar una infección grave.

Tratamiento natural de la aterosclerosis

Alimentos

Ajos, aceite de germen de maíz, cebollas, ciruelas, fresas, limón, miel, puerros, yogurt, alpiste.

Plantas medicinales

Espino blanco, Bolsa de Pastor, Fumaria, Muérdago, Cola de Caballo.

ENFERMEDAD CARDÍACA

Hay tres requisitos imprescindibles para reducir el riesgo de padecer enfermedades del corazón:

Nivel promedio de glucosa

Debe conseguir un nivel promedio de glucosa en la sangre durante un período de dos a tres meses. Lo deseable es un nivel de glucosa en sangre promedio de 150 mg / dL.

Presión arterial

Los enfermos con diabetes deberían aspirar a un nivel de presión arterial por debajo de 130/80 mm Hg.

Colesterol (lípidos)

Un examen de colesterol total, que se conoce como perfil de lípidos o perfil lipídico, incluye la medición de los cuatro tipos de grasas (lípidos) en la sangre, lipoproteínas de baja densidad (LDL), lipoproteína de alta densidad (HDL), colesterol total y triglicéridos. El LDL denominado erróneamente como "colesterol malo", ocasiona que se acumulen depósitos grasos (placas) en las arterias (aterosclerosis), lo que reduce el flujo sanguíneo. El HDL es a veces llamado el "colesterol bueno" porque ayuda a eliminar el colesterol LDL, por lo tanto, a mantener las arterias abiertas y la sangre fluye más libremente. El colesterol total es la suma del contenido de colesterol de su sangre.

Tratamiento natural de las cardiopatías diabéticas

La planta de elección es el **Espino blanco**. También se recomiendan el aminoácido **L-Carnitina** y la coenzima **Q-10.**

HIPERTENSIÓN

Debido a los riesgos de la hipertensión arterial en personas con diabetes, los Institutos Nacionales de la Salud recomienda un objetivo de presión arterial más baja que el público en general (menos de 130/80 mmHg).

La presión arterial alta aumenta el riesgo de ataque cardíaco, apoplejía, problemas en los ojos, y enfermedad renal. Hasta 2 de cada 3 adultos con diabetes tienen presión arterial alta. Tener la presión arterial controlada y efectuar acciones para ello, puede prevenir o retrasar los problemas de la diabetes.

La presión arterial es la fuerza del flujo sanguíneo dentro de los vasos sanguíneos. Cuando la medimos con un tensiómetro el primer número es la presión cuando el corazón late y bombea la sangre por los vasos sanguíneos, denominándose como presión "sistólica". El segundo número es la presión cuando los vasos se relajan entre latidos. Se llama presión "diastólica".

Tratamiento convencional

Inhibidores de la ECA. Evitan la secreción de la hormona angiotensina y el estrechamiento de los vasos sanguíneos. También ayudan a proteger los riñones y reducir el riesgo de ataque cardíaco y accidente cerebrovascular.

ARBs ARA-II. Estos medicamentos mantienen los vasos sanguíneos abiertos y relajados para ayudar a reducir la presión arterial.

Beta bloqueadores. Ayudan a bajar la presión sanguínea y relajar el corazón, por lo que le permite latir más lentamente y con menor fuerza.

Antagonistas del calcio. Estos medicamentos ayudan a que los vasos sanguíneos se relajen por mantener controlado el calcio de los vasos sanguíneos y el corazón.

Diuréticos. Ayudan a eliminar del cuerpo el exceso de agua y sodio a través de la orina.

Tratamiento natural

Los tratamientos naturales se han demostrado muy eficaces, ya que además de no dañar otras partes del organismo suelen corregir las hipertensiones recientes.

En las hipertensiones primarias, sin complicaciones, las hojas de **olivo** son el mejor tratamiento, ya que además de bajar las cifras altas corrigen el exceso de colesterol, la hiperglucemia y limpian poco a poco la arteria, dándola nueva elasticidad. Otras hierbas también muy eficaces son el **muérdago**, **Noni** y el **espino blanco**, éste último imprescindible si existe riesgo de cardiopatías. Se deberán tener en cuenta la **zarzaparrilla**, y las **hojas de abedul**, que se darán cuando se sospeche alteración renal.

Oligoterapia:

Los oligoelementos que mejor resultado dan son el manganeso, el yodo, el potasio y el selenio.

Nutrientes

Suplemento dietético adecuado es la lecitina y la onagra.

Alimentos recomendados son, en primer lugar, el arroz integral, el ajo crudo, el perejil y el limón. También son recomendables las peras, legumbres, ciruelas pasas, patatas, miel, plátanos, manzanas, soja, germen de trigo, alcachofas y puerros. Un régimen exento de carnes es imprescindible en la fase aguda. La sal común estará prohibida totalmente, aunque se puede sustituir por cantidades pequeñas de sal marina, sal de apio o sal de ajo.

No es recomendable comer avellanas, regaliz, ni coles o derivados.

Flores de Bach

Olivo (Olea europea)

Para desconectar durante algún tiempo con los problemas importantes, restaurando la vitalidad.

Cuando se llega al límite del cansancio y agotamiento psíquico y físico. Útil en situaciones de desgaste moral y anímico. En la fatiga intensa, tanto de cuerpo como de mente, en la tristeza aguda y el cansancio por los problemas repetidos.

Cambios de estilo de vida

Comer una porción de fruta en cada comida. Comer una o dos porciones de verduras en el almuerzo y la cena. Cambiar a los productos lácteos bajos en grasa o sin grasa (como queso bajo en grasa y leche descremada). Comer panes de grano entero (como pan de trigo integral) y cereales. Comer nueces. Agregar poca sal a la comida y mejor utilizar hierbas y especias.

Perder peso o tomar medidas para prevenir el aumento de peso.

Reducir el consumo de calorías y grasas saturadas.

Tratar de ser más activos físicamente.

Suprimir el alcohol y dejar de Fumar

CAPÍTULO 9

Salud mental

Ira

La diabetes es el caldo de cultivo perfecto para la ira. La ira puede comenzar en el diagnóstico con la pregunta: "¿Por qué yo?" Es posible que piense en lo injusto que es padecer diabetes: "Estoy tan enojado con esta enfermedad que no quiero tratarla, no quiero controlarla, ¡la odio...!"

La vida del diabético puede parecer llena de peligros -las reacciones a la insulina o las complicaciones-. El miedo a estas amenazas, hace surgir la ira como defensa. Sin embargo la ira también puede ayudarle a hacerse valer y protegerse a sí mismo. Debe hacer estas cosas:

Averiguar lo que le está haciendo enojar. ¿Cómo afecta la ira a su vida? ¿Qué hace al respecto? ¿Se siente tenso? ¿Está hablando más fuerte y más rápido? Para llevar el control se sugiere:

Hablar lentamente,

sosegar la respiración,

beber un vaso de agua cuando esté nervioso,

sentarse e inclinarse hacia atrás,

el silencio es oro en estas situaciones.

Estos pasos no significan que deje de sentirse enojado. Su diabetes no desaparecerá solamente porque la asuma. Conocer a otras personas con diabetes ayuda a sentirse mejor. También hay que darse cuenta que la diabetes no le hace menos válido ni inteligente.

Cuando nos sentimos amenazados, con miedo o frustración, el enojo es una respuesta.

Tratamiento con flores de Bach de la ira

ACEBO (Holly) *Ilex aquifolium*

Efecto:

Amor. Libera la emotividad y se muestra más predispuesto a llorar menos y ayudar más. Mentalidad de luchador.

Tipología:

Personas solitarias. Agresividad. Se sienten traicionados. Explosiones de ira. Falta de arrepentimiento. Negatividad familiar. Abandono de las obligaciones. Impulsivos.

Aplicaciones terapéuticas:

Facilita el entendimiento en el amor. Para estados negativos opuestos a las relaciones de pareja: cólera, envidia, celos, ira, suspicacia, odio. Para quienes adoptan la postura de las víctimas. También para los resentidos, los recelosos y los paranoicos, así como para quienes emplean las rabietas para llamar la atención y buscar ayuda.

El remedio Acebo pertenece al grupo de Hipersensibilidad a las Influencias e Ideas, según clasificación de Bach. Proporciona ayuda a quienes se sienten vulnerables a las perturbaciones externas. Expresamente, trata los sentimientos negativos o agresivos, o aquellos pensamientos que a menudo están marcados por la cólera o la agitación en respuesta a una amenaza. Para quienes reaccionan con exageración ante situaciones que para los demás son suaves, sin apenas importancia. Personas marcadamente antisociales, con comportamiento agresivo, aunque sea de palabra. Para controlar los impulsos negativos.

Este remedio es también de ayuda para aquellas personas con buenas intenciones, pero fácilmente irritables, a quienes se les molesta con cualquier comentario. Cuando el ruido se convierte en tortura. Comportamiento agresivo y desafortunado. Propensos a trastornarse por alguna experiencia dolorosa, aunque anteriormente parecieran persona tranquilas y pacíficas.

Negación

El rechazo inicial puede ser una parte normal después del diagnóstico, pero continuar con ello puede ser una barrera para la atención adecuada, que ocasionará complicaciones graves. La mayoría de la gente pasa por la negación cuando son diagnosticados con diabetes. "No lo creo. Tiene que haber un error", -dicen-. La negación es esa voz que se repite: "No me pasa nada".

Negar que la diabetes sea grave hará que no se cuide. Puede que sea un error que un médico diga: "No se preocupe. Su diabetes no es lo suficientemente grave como para hacerle daño." No diga estas cosas:

Una enfermedad no me hará daño.

Se curare por sí misma.

Voy a ir al médico más tarde. Ahora no tengo tiempo para hacerlo.

La diabetes no es grave. Sólo tengo que tomar una pastilla que lo hará todo por mí, sin esfuerzos.

Evite pensar que:

Es una molestia controlar la glucosa en sangre con regularidad.

Creer que hay síntomas que le dirán que sus niveles están altos.

Hacer caso omiso de su plan de comidas.

Considerar que es muy caro acudir a un dietista.

Creer que no hay alimentos adecuados en el mercado.

Olvidarse de sus pies porque le lleva tiempo.

Seguir fumando creyendo que solamente afecta a los pulmones. Tabaquismo y diabetes son un dúo mortal.

Enfrentar la negación:

La negación es humana. Está destinada a aparecer de vez en cuando. Cuando lo hace, se puede reconocer lo que está pasando y luchar.

Tratamiento con flores de Bach de la negación

AULAGA (Gorse) *Ulex europaeus*

Efecto:

Esperanza. Ánimo para no abandonar y a resistir los malos momentos, pues siempre hay nuevas puertas y posibilidades.

Tipología:

Claudicación ante la adversidad. Abandono del espíritu de lucha. Creen que lo suyo ya no tiene remedio. Abandona pronto los tratamientos alentadores. Pasividad.

Aplicaciones terapéuticas:

Para el desaliento y la desesperanza profunda. La pérdida de la voluntad para seguir luchando en situaciones dramáticas, como una enfermedad o penuria económica. Negativismo y poca predisposición para probar nuevas vías.

Haga un plan

Escriba su plan de cuidado de la diabetes y sus metas de salud. Debe entender por qué cada elemento de su plan es importante. Acepte que necesitará tiempo para alcanzar sus metas.

Pedir ayuda

Si encuentra que está negando algunas partes de su cuidado de la diabetes, consulte a un psicólogo. Si tiene problemas con su plan de alimentación, hable con un dietista cualificado. Juntos pueden llegar a soluciones.

Hable con la familia

Diga a sus amigos y familiares cómo pueden ayudar. Hágales saber que le animen a mantener su plan, pero que no es un acto de bondad. Infórmeles acerca de cómo cuidar de su diabetes y que desea adoptar algunos hábitos saludables.

Depresión

Las personas con diabetes están en mayor riesgo de depresión. Si las causas físicas quedan descartadas, se hace necesario acudir a un especialista, incluida la psicoterapia y medicación antidepresiva.

Sentirse deprimido de vez en cuando es normal. Sin embargo, algunas personas sienten una tristeza que no desaparece. La vida parece no tener esperanza. Sentirse de esta manera la mayoría de los días durante dos semanas o más es un signo de depresión grave.

Los estudios muestran que las personas con diabetes tienen un riesgo mayor de sufrir depresión que las personas sin diabetes, pero no hay respuestas fáciles acerca de por qué esto es cierto.

Si se enfrenta a complicaciones de la diabetes, tales como daño a los nervios, o si está teniendo problemas para mantener sus niveles de azúcar en la sangre, puede sentir que está perdiendo el control de su diabetes. Incluso la tensión con el médico puede hacer que se sienta frustrado y triste.

Al igual que la negación, la depresión puede entrar en un círculo vicioso. Si está deprimido y no tiene energía, si se siente tan ansioso que no puede pensar con claridad, va a ser difícil mantenerse al día con una buena dieta.

Detectar la depresión es el primer paso. Conseguir ayuda es el segundo. Si ha estado sintiéndose realmente triste, melancólico, o deprimido, busque los siguientes síntomas:

Pérdida del placer

Ya no tienen interés en hacer cosas que antes disfrutaba.

Cambio en los patrones de sueño. Tiene problemas para dormirse, se despierta frecuentemente durante la noche, o quiere dormir más de lo normal, incluso durante el día.

Se levanta temprano.

Se despierta más temprano de lo habitual y no puede volver a dormir.

Cambios en el apetito.

Dificultad para concentrarse.

No se puede ver un programa de televisión o leer un artículo porque otros pensamientos o sentimientos le invaden.

Pérdida de energía.

Se siente cansado todo el tiempo.

Se siente tan ansioso que no puede quedarse quieto.

Siente que "nunca hace nada bien" y se preocupa de que sea una carga para los demás.

Se siente peor por la mañana que el resto del día.

Siente que quiere morir o está pensando en maneras de hacerse daño o a los demás.

Si tiene tres o más de estos síntomas, o uno o dos, pero se ha estado sintiendo mal durante dos semanas o más, es el momento para obtener ayuda.

Es posible que exista una causa física para su depresión. El mal control de la diabetes puede causar síntomas parecidos a la depresión. Durante el día, la baja o subida del azúcar en la sangre pueden hacer que se sienta cansado o ansioso. Los niveles bajos de azúcar en la sangre también pueden dar lugar a hambre y comer demasiado, lo mismo que alterarle el sueño.

Si tiene azúcar en la sangre durante la noche, puede tener que levantarse frecuentemente y luego se siente cansado durante el día.

Otras causas físicas de la depresión pueden incluir los siguientes:

Alcohol o drogas

Problemas de la tiroides

Tratamiento psicológico

La psicoterapia con un terapeuta bien capacitado puede ayudar a ver los problemas que provocan la depresión. También puede ayudar a encontrar maneras de aliviar el problema. La terapia puede ser de corto o largo plazo.

Flores de Bach para la depresión

GENCIANA (Gentian) *Gentiana amarella*

Efecto:

Ánimo. Aceptar que es necesario enfrentarse a los problemas en lugar de llorar. Para conseguir una actitud positiva. Proporciona valentía para enfrentarse a los retos o personas.

Tipología:

El remedio la Genciana, pertenece al grupo de "Para quienes sufren de Incertidumbre", según clasificó Bach. Ayuda a aquellos que tienen dudas e incertidumbre en los asuntos diarios de sus vidas. Expresamente, la Genciana trata el desaliento, carencia de fe, y disminución del optimismo.

La persona se desalienta con facilidad. Ante los continuos desafíos de la vida se rinde con facilidad al primer obstáculo. Da marcha atrás con cualquier excusa. Creen que su destino negativo está marcado y no sirve de nada insistir en mejorarlo. Mente con tendencia a exagerar. Construir obstáculos en lugar de quitarlos. Sacan conclusiones incorrectas. Se creen abandonados por todos, hasta por su dios.

Aplicaciones terapéuticas:

Ayuda a superar la tristeza y la depresión cuando estas son debidas a causas conocidas. Duda y pesimismo. Contra el desaliento ante los problemas grandes o repetitivos. Para el negativismo, el fracaso y la ausencia de espíritu competitivo. Para perseverar en la lucha por los ideales. Para quienes se sienten gafados o víctimas del mal de ojo. Carencia de resistencia interna y física. Cobardía y timidez. Pérdida de la fe religiosa.

FENILALANINA

Este aminoácido interviene en la producción de la dopamina y la norepinefrina, lo que hace interesante su utilidad para regular los cambios del humor. También actúa sobre el centro hipotalámico del apetito, muy influido por la cantidad de norepinefrina corporal y la hormona colecistokinina.

Su eficacia como antidepresivo está siendo cada vez más estudiada, especialmente en las depresiones de los ancianos y aquellas que aparecen por falta de adaptación al medio. Debemos emplearla solamente en aquellas depresiones que cursen con apatía al entorno social.

Sus acciones en la crisis depresiva podrían estar centradas en tres cambios: incrementar la cantidad de norepinefrina, mejorar la utilización de las endorfinas y estimular la acción de los neurotransmisores. Todo ello sin efectos adversos ni de rebote, por lo que la enfermedad depresiva puede mejorar sensiblemente después de un tratamiento con fenilalanina.

CAPÍTULO 10

La diabetes y la pérdida de la audición

La diabetes y la pérdida de la audición son dos de las preocupaciones más extendidas para los institutos de la salud. De los 26 millones de personas en los EE.UU. que tienen diabetes, se estima que 3,4 millones tienen algún tipo de pérdida auditiva, de un total de 36 millones de personas afectadas en general. De hecho, la pérdida auditiva es dos veces más común en personas con diabetes que en quienes no tienen la enfermedad. Además, de los 79 millones de adultos que tienen pre-diabetes, la tasa de pérdida de audición es un 30% mayor que en los de azúcar en la sangre normal.

La audición depende de los pequeños vasos sanguíneos y los nervios en el oído interno. Los investigadores creen que, con el tiempo, los altos niveles de glucosa en la sangre pueden dañar los vasos sanguíneos y nervios, disminuyendo la capacidad de oír.

Para la mayoría de las personas, la pérdida de la audición ocurre con el tiempo, pero los síntomas pueden ser difíciles de notar. Muy a menudo, los familiares y amigos notan la pérdida de audición antes de que la persona afectada. Incluso el médico no siempre puede detectar la pérdida auditiva durante un examen físico a pesar de realizar una comprobación rutinaria de la pérdida de audición. Los síntomas comunes de la pérdida auditiva son:

Con frecuencia piden a otros que repitan

Problemas para seguir las conversaciones que involucran a más de dos personas

Piensa que los demás están murmurando

Problemas de audición en ambientes ruidosos, tales como restaurantes ocupados

Problemas para escuchar las voces de las mujeres y los niños pequeños

Sube el volumen del televisor o la radio demasiado alta para las otras personas que están cerca.

Cree que esa pérdida ocurre después de los 65 años de edad, pero la mayoría de las personas con pérdida auditiva son menores de 65 años. Los problemas de audición pueden ocurrir incluso en los niños.

Causas

A veces el problema es sólo una acumulación de cerumen y el paciente es referido a un médico para retirar la cera. El tratamiento dependerá del tipo de pérdida auditiva. El tipo más común de pérdida de audición se llama "pérdida de audición neurosensorial," el tipo que normalmente se encuentra con la diabetes.

Tratamiento

No se puede curar. Sin embargo, la mayoría de los casos de pérdida auditiva neurosensorial se pueden tratar con audífonos. Estos aparatos han cambiado mucho en los últimos años.

En lugar de hacer que todos los sonidos sean más fuertes, los nuevos audífonos son mejores para hacer que escuche lo que realmente le interese. Estos audífonos también tienen características especiales, como un control de volumen automático y un reductor del ruido de fondo.

Los audífonos son cada vez más pequeños y es poco probable que alguien se dé cuenta cuando lo está usando. La verdad es que las personas son más propensas a notar su pérdida auditiva si no lo usa y trate de evitar a los amigos. Por otro lado, los estudios muestran que las personas que usan audífonos suelen tener una mejor calidad de vida.

Tratamiento natural

Para mantener su oído limpio de cerumen deberá ponerse una o dos veces por semana un algodón empapado en aceite de oliva, y dormir con él.

CAPÍTULO 11

Problemas de Salud Bucal

La forma más severa de la enfermedad de las encías se llama periodontitis. Al llegar a esta etapa, las encías comienzan a separarse de los dientes y se forman bolsas entre los dientes y las encías que se llenan de pus y gérmenes. Cuando esto sucede, puede ser necesaria la intervención quirúrgica para salvar los dientes. Si no se hace nada, la infección va a destruir el hueso que rodea los dientes que comenzarán a moverse o soltarse.

La investigación muestra que existe una mayor prevalencia de enfermedad de las encías entre los que tienen diabetes, añadiendo la enfermedad gingival severa a la lista de otras complicaciones asociadas con la diabetes, como enfermedad cardíaca, accidente cerebrovascular y enfermedad renal.

Últimas investigaciones sugieren que la relación entre la enfermedad gingival severa y la diabetes es de dos vías. No sólo son las personas con diabetes más susceptibles a la enfermedad grave de las encías, sino que la enfermedad gingival severa puede tener el potencial de afectar el control de glucosa en la sangre y contribuir a la progresión de la diabetes. La investigación sugiere que las personas con diabetes están en mayor riesgo de problemas de salud oral, tales como gingivitis (una fase temprana de la enfermedad de las encías) y periodontitis (enfermedad gingival severa).

Aunque sus niveles de glucosa en la sangre estén bien controlados, los diabéticos son más propensos a desarrollar enfermedad gingival severa y a perder más dientes que los no diabéticos. Como en todas las infecciones, la enfermedad gingival severa puede ser un factor de subida de azúcar en sangre y hacer que la diabetes sea difícil de controlar.

Otros problemas orales asociados con la diabetes son: aftas (una infección causada por un hongo que crece en la boca) y sequedad de boca que puede causar dolor, úlceras, infecciones y caries.

Tratamiento convencional

En primer lugar, controlar el nivel de glucosa en la sangre.

Tener buen cuidado de sus dientes y encías, junto con revisiones periódicas cada seis meses.

Para el control de la candidiasis, mantener un buen control diabético.

Evitar fumar y, si las usa, quitar y limpiar las dentaduras postizas todos los días.

Un buen control de glucosa en la sangre también puede ayudar a prevenir o aliviar la boca seca causada por la diabetes.

Tratamiento natural

Los cepillados con arcilla, al menos dos veces en semana, constituyen la base del mejor tratamiento preventivo.

También se recomiendan los enjuagues con infusión de **Salvia** y en caso de sospecha de infección bacteriana u hongos, los toques locales con extracto de **Própolis**.

Para reforzar las encías se administrarán por vía oral **vitamina C** y coenzima **Q-10**.

CAPÍTULO 12

Gastroparesia

La gastroparesia es un tipo de neuropatía (daño nervioso) en el que la comida se retrasa en su salida del estómago. Este daño en los nervios puede ser causado por largos períodos de azúcar en la sangre y hace que el manejo de la diabetes sea más difícil.

Se puede tratar con la administración de insulina, fármacos, dieta, o en casos severos, una sonda de alimentación.

La gastroparesia es un trastorno que afecta a las personas con diabetes tipo 1 y 2 en el cual el estómago tarda demasiado tiempo en vaciar su contenido (retraso en el vaciamiento gástrico). El nervio vago que controla el movimiento de los alimentos por el tracto digestivo suele estar dañado, y los músculos del estómago y los intestinos no funcionan normalmente, por lo que el movimiento de los alimentos se reduce o detiene.

Al igual que con otros tipos de neuropatía, la diabetes puede dañar el nervio vago, si los niveles de glucosa en la sangre permanecen altos durante un largo período de tiempo. La glucosa en la sangre causa cambios químicos en los nervios y daña los vasos sanguíneos que llevan oxígeno y nutrientes a los nervios.

Signos y síntomas de la gastroparesia:

Acidez

Náuseas

Vómitos de alimentos no digeridos

Sensación temprana de saciedad al comer

Pérdida de peso

Distensión abdominal

Niveles erráticos de glucosa en sangre (azúcar)

Falta de apetito

Reflujo gastroesofágico

Espasmos de la pared del estómago

Cuando la comida que se ha retrasado en el estómago finalmente entra en el intestino delgado y se absorbe, lo que ocasiona que los niveles de glucosa en la sangre aumenten. Si los alimentos permanecen mucho tiempo en el estómago, puede causar problemas como el sobrecrecimiento bacteriano, porque la comida ha fermentado. Además, la comida puede endurecerse y formar masas sólidas llamadas bezoares que pueden causar náuseas, vómitos y obstrucción en el estómago. Los bezoares pueden ser peligrosos si obstruyen el paso de los alimentos en el intestino delgado.

Diagnóstico

Se realiza mediante papilla de Bario y rayos X. También se puede utilizar comida que contenga bario, el cual permite al médico ver cómo el estómago digiere la comida. Esta prueba puede ayudar a encontrar problemas de vaciado que no aparecen con la papilla de bario y rayos X.

Escáner de vaciamiento gástrico.

Se comen alimentos que contienen un radioisótopo, una sustancia ligeramente radioactiva que aparece en el escáner. La dosis de radiación del radioisótopo es pequeña y no es peligrosa. La gastroparesia se diagnostica si más de la mitad de la comida permanece en el estómago después de dos horas.

Manometría gástrica.

Este examen mide la actividad muscular y eléctrica en el estómago. El médico pasa un tubo delgado por la garganta hasta el estómago, tubo que contiene un cable que mide la actividad muscular y eléctrica del estómago a medida que digiere los líquidos y alimentos sólidos.

Endoscopia digestiva alta.

Después de administrar un sedante, el médico introduce un endoscopio a través de la boca y suavemente la guía por el esófago hacia el estómago.

Ultrasonido.

Para descartar una enfermedad de la vesícula o pancreatitis como fuente del problema, se utiliza ondas de sonido inofensivas para delinear y definir la forma de la vesícula biliar y el páncreas.

Tratamiento convencional

Se recomienda utilizar la insulina después de comer en vez de antes.

Tratamiento natural

Al principio se recomiendan varias comidas líquidas al día hasta que los niveles de glucosa en sangre sean estables y la gastroparesia haya mejorado. Las comidas líquidas proporcionan todos los nutrientes que se encuentran en los alimentos sólidos, pero puede pasar por el estómago con mayor facilidad y rapidez.

Hay que evitar la grasa y los alimentos ricos en fibra que son difíciles de digerir. Algunos alimentos ricos en fibra como las naranjas y brócoli contienen material que no puede ser digerido.

En cuanto a plantas medicinales se recomiendan:

MALVAVISCO *(Althaea officinalis)*

Partes utilizadas:

Se emplean las raíces y en menor proporción las hojas y flores.

Composición:

Las hojas y flores contienen mucílago y aceite esencial. En las raíces tenemos almidón, mucílagos, azúcar, tanino, pectina y asparagina.

Usos medicinales:

Es antitusígeno, emoliente y antiinflamatorio. Por su contenido en mucílagos se emplea como protector en las irritaciones de garganta y bronquios, en resfriados, faringitis y bronquitis. También como suavizante de la mucosa gástrica en úlceras, gastroenteritis y colon irritable. Tiene una moderada acción laxante y es útil también en hemorroides. Su poder antiinflamatorio le concede propiedades curativas en cistitis e infecciones de vías urinarias. Externamente se emplean las flores para calmar la irritación cutánea, proteger las pieles sensibles, lavar los ojos irritados y aliviar el dolor de las quemaduras.

Otros usos:

Las hojas se pueden comer en ensalada y con sus semillas se prepara un aceite de efecto tónico. Los niños pueden obtener alivio en la dentición masticando algunas hojas.

Toxicidad:

No tiene toxicidad.

También se recomiendan: LLANTÉN, ALOE VERA y zumo de NONI.

CAPÍTULO 13

Cetoacidosis diabética (CAD)

Las cetonas se producen cuando el cuerpo comienza a quemar grasa para obtener energía en lugar de glucosa. Los niveles peligrosamente altos de cetonas pueden producir un coma diabético o la muerte. Cuando las células no reciben la glucosa que necesitan para la energía, el cuerpo comienza a quemar grasa para obtener energía, lo que produce las cetonas. Las cetonas son ácidos que se acumulan en la sangre y aparecen en la orina cuando el cuerpo no tiene suficiente insulina. Se trata de una señal de advertencia de que su diabetes está fuera de control o que está enfermando.

La cetoacidosis puede suceder a cualquier persona con diabetes, aunque es raro en personas con diabetes tipo 2. Algunas personas mayores con diabetes tipo 2 pueden tener una condición diferente seria llamada coma hiperosmolar no cetósico, en la que el cuerpo trata de deshacerse del exceso de azúcar y lo pasa a la orina.

Síntomas:

Sed o boca muy seca

Necesidad frecuente de orinar

Alto nivel de glucosa en sangre

Altos niveles de cetonas en la orina

Constante sensación de cansancio

Piel seca o enrojecida

Náuseas, vómitos o dolor abdominal.

Dificultad para respirar (respiración corta)

Olor a frutas en el aliento

Dificultad para prestar atención, o confusión

Muchos expertos aconsejan exámenes de orina para detectar cetonas cuando la glucosa en la sangre es más de 240 mg / dl., revisándola 4 a 6 horas.

Tratamiento natural

ALCACHOFA *(Cynara scolymus)*

Partes utilizadas:

Se emplean sus cabezuelas, especialmente su parte interna.

Composición:

Flavonoides, cinarósidos, cinarina, ácido caféico, ácido cítrico, láctico y málico.

Usos medicinales:

Es un potente estimulante del apetito, colagogo y colerético. Tiene acción diurética, laxante y digestiva, especialmente de las grasas. Se emplea con éxito en el tratamiento de las enfermedades hepatobiliares, incluida la litiasis. También mejora el exceso de colesterol y cetonas. Baja la tensión arterial alta, estimula la función renal deprimida, mejora el estreñimiento de una manera suave y cura la arteriosclerosis si se emplea continuamente. Es un remedio eficaz e inocuo para estimular el apetito en los niños.

Favorece la oxidación de los carbohidratos.

Otros usos:

La parte más activa son las ramas y las hojas. Cocinada pierde parte de sus propiedades, y el fruto, la parte que habitualmente comemos, es mucho menos eficaz medicinalmente que el resto de la planta. La alcachofa (el fruto) ligeramente hervida constituye un tónico purificador de los pulmones y enfermedades de estos órganos, como la neumonía y la tos. El zumo se emplea con éxito en la hidropesía (acumulación de líquidos), el escorbuto y la ictericia crónica.

QUASIA *(Quasia amara)*

Partes utilizadas:

Se emplea la madera desecada.

Composición:

Cuasina, picrasmina, alcohol neocuasina y acetona.

Usos medicinales:

Enfermedades hepáticas, cetosis, inflamaciones de las vías biliares, estasis de la vena porta e hidropesía. Esencialmente estimula el apetito.

CAPÍTULO 14

Neuropatías (daño nervioso)

Se refiere a los daños en los nervios por causa de diabetes. Aproximadamente la mitad de todas las personas con diabetes tienen alguna forma de daño en los nervios. Es más común en aquellos que han tenido la enfermedad durante varios años y puede conducir a muchos tipos de problemas. Afortunadamente, algunos de los tratamientos más eficaces con mejor evidencia son para el daño a los nervios. Aquí comentamos dos tratamientos naturales, el **ácido lipoico** y el **ácido gama-linolénico** (GLA), que han mostrado promesas para el tratamiento del daño diabético a los nervios.

Con el tiempo, el exceso de glucosa en la sangre puede dañar las paredes de los pequeños vasos sanguíneos que nutren sus nervios, especialmente en las piernas. Estos son los síntomas más habituales:

Hormigueo.

Percibir "alfileres y agujas" en los pies.

Dolor o aumento de la sensibilidad.

Ardor, dolor punzante en los pies.

Pies muy sensibles al tacto. Por ejemplo, a veces duelen cuando la cama cubre los pies.

Sensación como si tuviera calcetines o guantes.

Pies y manos muy frías o muy calientes.

Entumecimiento o debilidad

Los pies se adormecen y se sienten como muertos.

Puede haber ampollas o lesiones.

No se sienten los pies al caminar.

Los músculos de los pies y las piernas son débiles.

Caminar inseguro.

Los músculos y los huesos de los pies han cambiado de forma.

Llagas abiertas (también úlceras) en los pies y las piernas que curan muy lentamente.

Tratamiento natural:

Ginkgo Biloba, vitaminas grupo B.

La neuropatía autónoma también puede causar disfunción eréctil (DE) cuando afecta a los nervios que controlan la erección con la excitación sexual.   Sin embargo, el deseo permanece.

(Para las mujeres) En las relaciones sexuales, hay problemas con los orgasmos, sentir, excitarse, o sequedad vaginal.

Tratamiento natural:

L-Arginina (1 a 3 gramos al día)

Damiana

Muira Puama

La diarrea puede ocurrir cuando los nervios que controlan el intestino delgado se dañan, presentándose con mayor frecuencia durante la noche. El estreñimiento es otra consecuencia común de daño a los nervios de los intestinos.

A veces, el estómago se ve afectado y se pierde la capacidad para movilizar el alimento a través del sistema digestivo, causando vómitos y distensión abdominal. Puede ser difícil para que coincida con las dosis de insulina a las porciones de comida.

La sintomatología es variada y comprende:

Indigestión o ardor de estómago.

Náuseas y vómitos de alimentos no digeridos.

Parece que los alimentos se quedan en el estómago en vez de ser digeridos.

Hinchazón después de comer.

Diarrea o estreñimiento.

Tratamiento natural:

Sopa o crema de **avena**

La neuropatía autonómica afecta a los nervios autónomos, que controlan la vejiga, el intestino y los órganos genitales, entre otros. La parálisis de la vejiga es un síntoma común de este tipo de neuropatía. Cuando esto sucede, los nervios de la vejiga ya no responden normalmente a la presión que la vejiga ejerce al estar llena. Como resultado, la orina permanece en la vejiga, dando lugar a infecciones del tracto urinario.

Hay una pérdida del control de la vejiga, con necesidad para orinar con mucha frecuencia o no con la suficiente frecuencia; sensación de necesidad de orinar cuando no se hace, o pérdidas de orina.

Tratamiento natural:

Zumo de arándano rojo.

El corazón y los vasos sanguíneos quedan afectados y ocasionan:

Mareos cuando se levantan muy rápido.

Desmayos después de levantarse o cambiar de posición.

En reposo, el corazón late demasiado rápido.

Ataque cardíaco sin las señales previas, tales como dolor en el pecho.

Tratamiento natural:

Coenzima Q-10.

En la piel se percibe:

Sudor intenso, especialmente por la noche o mientras se come.

Paradójicamente, no se suda, cuando se está muy caliente.

La piel de los pies es muy seca.

Y en los ojos:

Dificultad para adaptarse al llegar a un lugar oscuro o conducir de noche.

Tratamiento natural:

Taurina, Vitaminas A y B2.

Otros tipos de neuropatía

Artropatía neuropática o de Charcot

Se produce cuando se rompe una articulación a causa de un problema con los nervios. Este es el tipo de neuropatía con mayor frecuencia en los pies. En un caso típico de articulación de Charcot, el pie ha perdido la mayor sensación. La persona ya no puede sentir dolor en el pie y pierde la capacidad de detectar la posición de la articulación. Además, los músculos pierden su capacidad para apoyar la articulación de la forma adecuada. El pie se vuelve inestable, y caminar sólo empeora las cosas. Una lesión, como una torcedura de tobillo, puede empeorar las cosas. El resultado es la inflamación, lo que conduce a una mayor inestabilidad y luxación. Finalmente, la estructura ósea se colapsa. Con el tiempo, el pie se cura por sí solo, pero debido a la fractura del hueso, la cura ocasiona un pie deforme.

Tratamiento natural:

Se recomienda la unión de Glucosamina, Condroitina y MSM.

Neuropatía craneal

La neuropatía craneal afecta a los 12 pares de nervios que están conectados con el cerebro y el control de la vista, el movimiento del ojo, el oído y el gusto. Muy a menudo, también afecta los nervios que controlan los músculos oculares.

La neuropatía comienza con dolor en un lado de la cara cerca del ojo afectado. Posteriormente, el músculo del ojo se paraliza. El resultado es visión doble. Los síntomas de este tipo de neuropatía generalmente mejoran o desaparecen al cabo de 2 ó 3 meses.

Mononeuropatía compresiva

La mononeuropatía ocurre cuando el nervio está dañado. Es un tipo bastante común de neuropatía. Parece que hay dos tipos de daños. En el primero, los nervios son aplastados en lugares en los que debe pasar por un túnel estrecho o por un trozo de hueso. Los nervios de las personas con diabetes son más propensos a daños por compresión. El segundo tipo de daño se produce cuando la enfermedad de los vasos sanguíneos causados por la diabetes restringe el flujo sanguíneo a una parte del nervio.

El síndrome del túnel carpiano es, probablemente, la mononeuropatía por compresión más común. Se produce cuando el nervio mediano del antebrazo se comprime en la muñeca.

Los síntomas de este tipo de neuropatía incluyen adormecimiento, hinchazón o picazón en los dedos, con o sin dolor cuando se conduce un coche, hacer punto, o descansar en la noche. Simplemente colgando el brazo a un lado por lo general se detiene el dolor en pocos minutos. Si los síntomas son severos, una operación puede dar un alivio completo del dolor.

Tratamiento natural:

Arnica 4CH (homeopatía)

Neuropatía femoral

La neuropatía femoral se presenta con mayor frecuencia en personas con diabetes tipo 2, manifestándose como dolor en la parte frontal del muslo. La debilidad muscular que sigue, y los músculos afectados se atrofian. Un tipo de neuropatía que también afecta a las piernas se llama amiotrofia diabética. En este caso, la debilidad se presenta en ambos lados del cuerpo, pero no hay dolor. Los médicos no entienden por qué se produce, pero la enfermedad de los vasos sanguíneos puede ser la causa.

Tratamiento natural:

Ginkgo Biloba

Otras neuropatías

Neuropatía focal

La neuropatía focal afecta a un nervio o un grupo de nervios que causa debilidad repentina o dolor. Puede desencadenarse una parálisis en un lado de la cara denominada parálisis de Bell, o un dolor en la parte frontal del muslo o en otras partes del cuerpo.

Radiculopatía torácica / lumbar

Es como la neuropatía femoral, salvo que se produce en el torso. Afecta a una banda en el pecho o en la pared abdominal en uno o ambos lados. Una vez más, las personas con esta neuropatía mejoran con el tiempo.

Neuropatía Periférica

Tratamiento natural: Magnetoterapia. Aunque controvertida, los imanes estáticos se han mostrado prometedores para varias enfermedades.

Aceite de Onagra (GLA) y ácido lipoico. Aceite de pescado, selenio y vitamina E.

Neuropatía Cardiaca Autónoma

Tratamiento natural: Ácido lipoico, Acetil-L_Carnitina, vitamina E.

Inflamación en la parte baja de la pierna (Microangiopatía):

Tratamiento natural: Oxerutinas. Se trata de un grupo de químicos derivados de un bioflavonoide de origen natural llamado rutina.

Este complemento ha sido ampliamente utilizado en Europa desde mediados de la década de 1960 como un tratamiento para enfermedades en las cuales la sangre o los vasos linfáticos dejan escapar líquido. Evidencia considerable sugiere que las oxerutinas son efectivas pero, desafortunadamente, es difícil encontrar este complemento.

Dorsiflexión de pie unilateral

La caída del pie unilateral es cuando el pie no se puede recoger. Ocurre por daño al nervio peroneo de la pierna por compresión o enfermedad de los vasos. Suele mejorar sin tratamiento.

Prevención de las neuropatías en los pies

Examine sus pies todos los días. Use un espejo para ver las plantas de los pies y las manos para palpar puntos calientes o fríos, bultos o piel seca. Busque llagas, cortes o heridas en la piel. También puede ver los callos, ampollas, zonas rojas, hinchazón, uñas encarnadas e infecciones de las uñas.

Proteja sus pies. Si están secos, use una loción sobre la piel, pero no entre los dedos. Use zapatos y calcetines que le queden bien todo el tiempo. Emplee agua tibia para lavarse los pies y secarlos cuidadosamente después. Póngase zapatos especiales si es necesario.

Tenga cuidado con el ejercicio. Algunas actividades físicas no son seguras para las personas con neuropatía. Hable con un experto en diabetes y ejercicio.

Otros tratamientos naturales para el daño a los nervios

Ácido Lipoico

Cuando la diabetes daña los nervios del corazón, esto conduce a un padecimiento llamado neuropatía cardiaca autónoma. El ácido lipoico ha mostrado buenos efectos para este padecimiento. El estudio DEKAN (Deutsche Kardiale Autonome Neuropathie) siguió a 73 personas con neuropatía cardiaca autónoma durante 4 meses. El tratamiento con 800 mg de ácido lipoico oral diariamente mostró progresos significativos comparados con el placebo y sin efectos secundarios importantes.

La diabetes también puede producir daño a los nervios en las extremidades, conduciendo a un padecimiento llamado neuropatía diabética periférica. El ácido lipoico también ha sido ampliamente propuesto como un tratamiento para este padecimiento. Sin embargo, una revisión de la evidencia muestra que a pesar de que el ácido lipoico *intravenoso* ha mostrado promesas para tratar este padecimiento, no existe evidencia real que indique que el ácido lipoico *oral* pueda ayudar. Por ejemplo, un estudio doble ciego controlado por placebo que se hizo a 503 personas con neuropatía diabética periférica, descubrió que el ácido lipoico intravenoso ayudó a reducir los síntomas en un periodo de 3 semanas. Sin embargo, la complementación siguiente a largo plazo con ácido lipoico oral no parece ser tan efectiva.

Otros ensayos doble ciego controlados por placebo también encontraron beneficio a corto plazo con el ácido lipoico intravenoso, pero estos no evaluaron el ácido lipoico oral en absoluto.

La evidencia positiva del ácido lipoico oral en la neuropatía diabética periférica está limitada a estudios abiertos o ensayos doble ciego que fueron demasiado pequeños para ser concluyentes.

La evidencia preliminar sugiere que el ácido lipoico puede ser más efectivo para la neuropatía si éste es combinado con GLA (ácido gama-linolénico, descrito en la siguiente sección).

GLA (Aceite de Onagra)

El ácido gama linolénico, GLA, es un ácido grado esencial en la categoría omega-6. Las fuentes más comunes del GLA son el aceite de onagra, aceite de borraja y el aceite de grosella negra, además de las semillas de verdolaga.

Muchos estudios en animales han mostrado que el aceite de onagra puede proteger los nervios de una lesión inducida por diabetes. Los ensayos en seres humanos también encontraron beneficios. Un estudio doble ciego dio seguimiento a 111 personas con diabetes por un periodo de 1 año. Los resultados mostraron un progreso en los síntomas subjetivos de la neuropatía periférica, tales como dolor y entumecimiento así como las señales objetivas de lesión nerviosa. Las personas con un buen control del azúcar mejoraron más. Un estudio doble ciego mucho más pequeño también reportó resultados positivos.

Acetil L-Carnitina

De acuerdo a un ensayo doble ciego durante 52 semanas en 19 personas con diabetes, la Acetil l-Carnitina puede ayudar a prevenir o a hacer más lenta la neuropatía autónoma cardiaca.

Vitamina E

Un ensayo de 4 meses doble ciego controlado por placebo encontró que la vitamina E en una dosis de 600 mg diariamente puede mejorar los síntomas de la neuropatía autónoma cardiaca. La vitamina E, así como el **selenio** también han mostrado promesas para la neuropatía diabética periférica. Un pequeño estudio sugiere que la vitamina E también puede ayudar a proteger a las personas con diabetes de desarrollar daño a sus ojos y a sus riñones. Sin embargo, un estudio grande a largo plazo fracasó en encontrar la vitamina E efectiva para la prevención del daño renal. (La vitamina E tampoco ayudó a prevenir la enfermedad de las arterias coronarias.)

Inositol

El complemento inositol ha sido tratado como un tratamiento para la neuropatía diabética, pero los resultados han sido contradictorios.

Omega 3

En estudios altamente preliminares, el aceite de pescado (Omega 3) ha mostrado alguna promesa para la neuropatía diabética, pero no han sido realizados ensayos en seres humanos.

Rutósidos

La diabetes puede causar inflamación en lo tobillos y los pies por medio de dañar los vasos sanguíneos (microangiopatía). Un ensayo preliminar doble ciego controlado por placebo sugiere que las oxerutinas pueden ser útiles para este padecimiento.

Magnetoterapia

Las plantillas magnéticas, una forma de magnetoterapia, han mostrado algunos resultados para el tratamiento de la neuropatía diabética periférica.

Un estudio cruzado de 4 meses, doble ciego controlado por placebo de 19 personas con neuropatía periférica, encontró una reducción significativa en los síntomas de las personas que usaron las plantillas comparadas con aquellas que usaron plantillas de placebo.

Este estudio demostró una reducción en los síntomas de ardor, entumecimiento y hormigueo que fueron especialmente marcados en aquellos casos de neuropatía asociada con la diabetes.

CAPÍTULO 15

Síndrome hiperosmolar hiperglucémico no cetósico (HHNS)

El síndrome hiperglucémico no cetónico, o HHNS, es la enfermedad grave más frecuente en las personas mayores, pudiendo declararse a las personas con diabetes tipo 1 o diabetes tipo 2, pero ocurre con más frecuencia en personas con diabetes tipo 2. Generalmente es causada por otra cosa, como por ejemplo una enfermedad o infección.

En el HHNS, los niveles de azúcar suben, y el cuerpo trata de deshacerse del exceso de azúcar, pasando a la orina. Tal cantidad de orina obliga a ir al baño más a menudo, pero más adelante es posible que no sienta esa necesidad y la orina se torna muy oscura. También, aumenta la sed, pero aunque no se tenga sed, hay que beber líquidos para evitar la deshidratación. De declararse, dará lugar a convulsiones, coma y finalmente la muerte. La enfermedad se declara en días o incluso semanas y se manifiesta con:

Nivel de azúcar en la sangre de más de 600 mg / dl

Boca seca, reseca

Sed extrema (aunque esto puede desaparecer gradualmente)

Piel caliente, seca, que no suda

Fiebre alta

Somnolencia o confusión

Pérdida de la visión

Alucinaciones (ver o escuchar cosas que no existen)

Debilidad en un lado del cuerpo

CAPÍTULO 16

Enfermedad renal (nefropatía)

El exceso de azúcar en la sangre ocasiona que los riñones dejen de funcionar correctamente, pero cuando se diagnostica pronto, la enfermedad renal se puede controlar. De no ser así, se declara insuficiencia renal. Una vez que los riñones fallan, la terapia de reemplazo a través de la diálisis o el trasplante es necesaria.

La diabetes puede dañar los riñones y provocar que fallen. Cuando nuestro cuerpo digiere las proteínas que comemos, el proceso genera productos de desecho. En los riñones, millones de pequeños vasos sanguíneos (capilares) con agujeros aún más pequeños en ellos actúan como filtros y cuando fluye la sangre por los vasos sanguíneos, las moléculas pequeñas, incluidos los productos de desecho pasan a través de los agujeros y pasan a formar parte de la orina. Algunas sustancias útiles, como las proteínas y los glóbulos rojos, son demasiado grandes para pasar a través de los agujeros en el filtro y permanecen en la sangre.

La diabetes puede dañar el sistema ya que los altos niveles de azúcar en la sangre hacen que los riñones filtren demasiada sangre, lo que supone una gran sobrecarga. Después de muchos años, empiezan a filtrar y la proteína útil se pierde en la orina, lo que se detecta como microalbuminuria.

Si la enfermedad renal se diagnostica a tiempo, diversos tratamientos pueden evitar que la enfermedad renal empeore. Con el tiempo, el estrés por exceso de trabajo hace que los riñones pierdan su capacidad de filtración y los productos de desecho comienzan a acumularse en la sangre. Por último, los riñones dejan de funcionar. Una persona con enfermedad renal terminal necesita un trasplante de riñón o tener la sangre filtrada mediante una máquina (diálisis).

Los factores que pueden influir en el desarrollo de la enfermedad renal incluyen la genética, el control de azúcar en la sangre y la presión arterial. La sintomatología no es muy precisa, aunque inicialmente se percibe por la acumulación de líquido. Otros síntomas de enfermedad renal son la pérdida de sueño, falta de apetito, malestar estomacal, debilidad y dificultad para concentrarse.

Tratamiento convencional

El tratamiento de la enfermedad renal consiste en el control estricto de la glucosa y la presión arterial. La hipertensión tiene un efecto dramático en el ritmo al que avanza la enfermedad e incluso un leve aumento en la presión arterial puede hacer que la enfermedad empeore rápidamente. Cuatro maneras de reducir su presión arterial son: bajando de peso, comer menos sal, evitar el alcohol y el tabaco, y hacer ejercicio regularmente.

Aunque hay diversos medicamentos para la enfermedad renal, no todos son igual de buenos para las personas con diabetes. Algunos elevan los niveles de azúcar en la sangre o enmascaran algunos de los síntomas de la hipoglucemia. Los médicos por lo general prefieren los llamados inhibidores de la ECA.

Tratamiento natural

Se requiere una dieta baja en proteínas para disminuir la pérdida de proteínas en la orina y el aumento de los niveles de proteínas en la sangre.

Plantas medicinales: Copalchi, Vara de oro y Tríbulus.

Complementos: Se recomiendan los antioxidantes, especialmente el SOD y el Cromo.

Homeopatía:

Argentum nitricum (diabetes, debilidad, agotamiento nervioso, vértigos, temblores y dispepsia. Epitelios renales y ácido úrico o uratos).

Acidum aceticum (orinas profusas, pálidas, con albuminuria, edemas y anemia).

Aconitum (oliguria, tenesmo y fiebre).

Apis (oliguria, albuminuria, cilindros renales, edemas, ausencia de sed).

Arsenicum album (orina escasa y oscura, postración, albúmina, olor de acetona, diarrea, sed intensa).

Calcarea phosphorica (orina abundante, clara, de poca densidad, con gran cantidad de fosfatos).

Cantharis (hematuria con sensación de ardor, orina escasa, con sedimentos y arenillas, epitelios, cilindros renales y albúmina).

Cuprum metallicum (orina escasa o suprimida, uremia, convulsiones, diarrea y vómitos, enfriamiento y cianosis).

CAPÍTULO 17

Enfermedad arterial periférica (EAP)

Esta patología aumenta el riesgo de un ataque cardíaco y accidente cerebrovascular. Muchas personas no reconocen las señales de advertencia o no obtienen el tratamiento que necesitan que consiste en actividad física, medicación y cirugía.

Se produce cuando los vasos sanguíneos en las piernas se estrechan o se obstruyen con depósitos de grasa y el flujo de sangre a los pies y piernas disminuye. Se estima que 1 de cada 3 personas con diabetes mayor de 50 años tienen esta enfermedad. Sin embargo, muchos de ellos no se dan cuenta de que tienen la enfermedad.

Aunque la diabetes ya es un factor de riesgo para esta enfermedad, el riesgo es aún mayor en las siguientes condiciones:

Fumar

Hipertensión

Niveles anormales de colesterol en la sangre

Sobrepeso

Físicamente inactivo

Mayores de 50 años

Antecedentes de enfermedad cardíaca, o que haya tenido un ataque al corazón o un derrame cerebral

Antecedentes familiares de enfermedad cardíaca, ataques cardíacos o derrames.

Muchas personas con diabetes y EAP no presentan ningún síntoma, pero algunas pueden experimentar dolor suave en la pierna o dificultad para caminar y creer que es sólo un signo de envejecimiento. Otros pueden tener los siguientes síntomas:

Dolor en las piernas, especialmente cuando camina o hace ejercicio, que desaparece después de unos minutos de descanso.

Entumecimiento, hormigueo o frío en las piernas o los pies.

Llagas o infecciones en los pies o las piernas que se curan lentamente.

Pruebas

El índice tobillo-brazo (ITB) es un examen utilizado para diagnosticar la EAP. Esta prueba compara la presión arterial en el tobillo con la presión arterial en el brazo. Si la presión arterial en la parte inferior de la pierna es menor que la presión en el brazo, es posible que exista enfermedad arterial periférica.

Angiografía, una prueba en la que se inyecta un colorante en los vasos sanguíneos con un catéter y se toman radiografías para mostrar si las arterias se estrechan o se bloquean.

Ultrasonido: una prueba que utiliza ondas sonoras para producir imágenes de los vasos sanguíneos en una pantalla de visualización.

IRM (imágenes por resonancia magnética): prueba con técnicas especiales de exploración para detectar obstrucciones en los vasos sanguíneos.

Tratamiento convencional

Bajar la presión arterial a menos de 130/80 mmHg. Mantener el colesterol LDL por debajo de 100 mg / dl. Medicamentos antiplaquetarios (aspirina u otros). También el ejercicio, como caminar, puede ser utilizado tanto para tratar la enfermedad arterial periférica como para evitarlo.

En algunos casos, se emplea la **angioplastia**, también llamada angioplastia con balón: procedimiento en el que se inserta un tubo pequeño con un globo adherido y se ensarta en una arteria y luego se infla el globo, abriendo la arteria estrechada. Puede dejarse un tubo de alambre, llamado stent, en su lugar para ayudar a mantener la arteria abierta. Finalmente, se puede realizar un injerto derivación en la arteria, un procedimiento en el que se coge un vaso sanguíneo de otra parte del cuerpo y se une para evitar una arteria bloqueada.

Tratamiento natural

ESPINO BLANCO *(Crataegus oxycantha)*

Partes utilizadas:

Se emplean las flores.

Composición:

Contiene purinas, colina, ácidos triterpénicos, crataególico, flavonoides, quercetol, ácido caféico, antocianinas, histamina, aminopurinas, taninos y vitamina C.

Usos medicinales:

Hipotensora, cardiotónica, calmante y antiespasmódico. Es el remedio de elección en toda la patología cardiaca, en especial la insuficiencia. Regula la tensión arterial alta y baja, la tensión descompensada y corrige las taquicardias y palpitaciones, especialmente de origen nervioso. Mejora la arteriosclerosis, el exceso de colesterol, y los espasmos vasculares. La corteza se empleaba contra la malaria. Su acción está más en la continuidad que en la dosis, ya que dosis más altas no tienen mejores efectos.

GINKGO BILOBA

Mejora la circulación cerebral, la insuficiencia circulatoria y la fragilidad capilar, siendo especialmente importante en ancianos. Actúa sobre venas y arterias, especialmente en los vasos sanguíneos de pequeño calibre.

Se comporta como un poderoso antioxidante, aumentando la cantidad de oxígeno disponible para el cerebro, al mismo tiempo que evita la coagulación excesiva de la sangre. Se cree que el Ginkgo también puede ayudar a mejorar la transmisión de información en las células cerebrales, el tiempo de reacción en pruebas de memoria, siendo especialmente eficaz en los pacientes con Alzheimer.

NADH (ácido nicotínico)

La niacina (ácido nicotínico) aumenta el flujo sanguíneo periférico produciendo el típico flush por ácido nicotínico, sobre todo en la cara, el cuello y el tórax. La nicotinamida no tiene estas propiedades.

Además, el ácido nicotínico tiene propiedades antilipémicas a diferencia de la nicotinamida que no tiene ninguna acción además de su comportamiento como vitamina.

El ácido nicotínico reduce el colesterol sérico total, LDL, VLDL y los triglicéridos y aumenta el colesterol asociado a HDL. No se conoce el mecanismo por el cual el ácido nicotínico ejerce su efecto hipolipemiante aunque se cree que no está relacionado con su comportamiento bioquímico. Se han propuesto varios mecanismos como son la inhibición de la liberación de los ácidos grasos del tejido adiposo, un aumento de la actividad de la lipoproteína lipasa, una disminución de la síntesis de triglicéridos, una reducción en el transporte de los triglicéridos asociados a las VLDLs y una inhibición de la lipolisis. Este último efecto puede ser debido a la acción inhibitoria del ácido nicotínico sobre las hormonas lipolíticas.

Su forma activa, el NADH puede ser sintetizado a partir de los aminoácidos triptófano o ácido aspártico. Alternativamente, se obtiene a partir de los alimentos como niacina.

CAPÍTULO 18

Ictus

Un derrame cerebral, a veces llamado un "ataque cerebral", ocurre cuando el suministro de sangre a una parte de su cerebro se interrumpe y el tejido cerebral queda dañado. La causa más común es un vaso sanguíneo bloqueado, pudiendo ocasionar parálisis, problemas con el pensamiento o del habla, y problemas emocionales.

2 de cada 3 personas con diabetes mueren a causa de accidente cerebrovascular o enfermedad cardiaca, aunque esta cifra es posible reducirla. Los factores de riesgo son:

Hipertensión

Niveles anormales de colesterol en la sangre

Fumar

Antecedentes de accidente cerebrovascular o un ataque isquémico transitorio (AIT), también llamado mini-derrame

Antecedentes familiares de ictus o AIT.

Señales de advertencia son:

Debilidad o adormecimiento en un lado del cuerpo. Confusión repentina o dificultad para entender. Dificultad para hablar. Mareos, pérdida del equilibrio o dificultad para caminar. Dificultad para ver con uno o ambos ojos. Visión doble. Dolor de cabeza intenso.

A veces, una o más de estas señales de alerta se producen, pero luego desaparecen. Se produce cuando el flujo sanguíneo se bloquea temporalmente y esto significa que puede estar en riesgo de un accidente cerebrovascular futuro.

Un diagnóstico adecuado comprende:

Capacidad de mover los brazos y las piernas. Capacidad para leer o para describir una imagen.

Una tomografía computarizada (TAC) o resonancia magnética (magnetic resonance imaging).

Un examen de ultrasonido puede mostrar problemas en la carótida, la arteria que transporta sangre del corazón al cerebro.

La arteriografía es una prueba en la cual se inserta un catéter en una arteria y se coloca en el cuello. Se inyecta un colorante y los rayos X muestran si las arterias se estrechan o se bloquean.

Tratamiento convencional

La cirugía de la arteria carótida, también llamada endarterectomía carotidea se utiliza para eliminar las acumulaciones de grasa en las arterias y para restaurar el flujo de sangre al cerebro. La colocación de un stent en la carótida es un procedimiento utilizado para eliminar una obstrucción en un vaso sanguíneo en el cerebro. Un tubo pequeño con un globo adherido se coloca en el vaso sanguíneo estrecho u obstruido. A continuación, se infla el globo y se efectúa la apertura de la arteria estrechada. El tubo metálico o stent, puede dejarse en el lugar para ayudar a mantener la arteria abierta.

El tratamiento después de un accidente cerebrovascular incluye terapias de rehabilitación para restaurar la función o ayudar a la gente volver a aprender habilidades. La terapia física, ocupacional y terapia del habla pueden ser incluidas, así como el asesoramiento psicológico. Las medidas para evitar problemas futuros deben incluir dejar de fumar, la planificación de comidas, actividad física, y medicamentos para controlar la glucosa en sangre, presión arterial y los niveles de colesterol. Mantener los niveles deseados de glucosa en sangre, presión arterial y el colesterol para reducir el riesgo de accidente cerebrovascular.

CAPÍTULO 19

Estrés

El estrés puede ser físico o mental. Se puede complicar la diabetes si se mantiene durante largo tiempo o es intenso, pudiendo afectar a los niveles de glucosa en la sangre directamente.

Las consecuencias de la tensión ocasionan que el cuerpo se comporte como si estuviera bajo un ataque cardíaco. Las fuentes de estrés pueden ser físicas, como lesiones o enfermedades, o pueden ser problemas mentales ocasionados por su matrimonio, trabajo, salud o finanzas.

Cuando el estrés se produce, el cuerpo se prepara para tomar medidas. Esta preparación se llama la respuesta de lucha o huida, con altos niveles de hormonas. Su efecto neto es que hay una gran cantidad de energía almacenada -glucosa y grasa- disponible para las células. Estas células están preparadas para ayudar al cuerpo a alejarse del peligro. En personas que tienen diabetes, la respuesta de lucha o huida no funciona bien. La insulina no siempre es capaz de dejar que la energía extra entre en las células, por lo que se acumula en la sangre. Como resultado, a largo plazo el estrés puede provocar niveles elevados de glucosa en la sangre.

Muchas de las situaciones de estrés son mentales. La mente a veces reacciona a un evento inofensivo como si se tratara de una amenaza real y al igual que el estrés físico, el estrés mental puede ser a corto plazo: desde realizar un examen, como quedar atrapado en un atasco de tráfico. También puede ser a largo plazo: desde trabajar para un jefe exigente, como el cuidado de un padre anciano. Con el estrés mental, la reacción hormonal es en vano. Ni la lucha ni la huida suponen una ayuda cuando el "enemigo" es la propia mente.

Los efectos en las personas con diabetes tipo 1 son variados. Mientras que los niveles de glucosa en la mayoría de la gente suben con el estrés mental, los niveles pueden disminuir. El estrés físico, como una enfermedad o lesión, genera mayores niveles de glucosa en sangre en personas con cualquier tipo de diabetes.

El estrés en el trabajo aumenta por:

1. No teniendo ninguna participación en las decisiones que afectan a su responsabilidad.
2. Las exigencias tenaces e irracionales.
3. Falte de comunicación eficaz y métodos para resolver los conflictos entre obreros y patronos.
4. Falte de seguridad en el trabajo.
5. Jornada muy prolongada.
6. Tiempo excesivo fuera de casa y familia.
7. La política de la empresa y los conflictos entre empleados.
8. Sueldos no correspondientes con los niveles de responsabilidad.
9. Ausencia de minutos para relajarse

Tratamiento del estrés

Introduzca menos cambios en su vida.

Reduzca sus obligaciones sociales. Haga vida familiar, hogareña.

Reduzca, si puede, las obligaciones en el trabajo o escuela.

Postergue los cambios previstos.

Diga que "no" con mayor frecuencia.

Elimine alimentos considerados insanos.

Reduzca el número de toxinas medio-ambientales o apártese de ellas.

Tome un complejo vitamínico.

Estabilice su nivel de azúcar sanguíneo.

Coma más verduras.

Ejercicio: De veinte minutos a sesenta, tres veces por semana, suave y no competitivo.

Consuma pocos estimulantes.

No utilice calmantes, aunque se los recomiende el médico.

Lea libros relajantes.

Realice manualidades o bricolaje.

Escuche música suave o toque algún instrumento.

Baile.

Practique Yoga o Tai-chi.

Intente la autohipnosis.

Consulte las religiones y la filosofía ancestral.

Establezca un horario fijo para dormir.

Evite los cambios de horarios o trabajos que requieran frecuentes cambios.

Use fluorescentes de "luz día".

Hágase un chequeo para descartar posibles enfermedades ocultas.

Obtenga ayuda para la relajación y apoyo psicológico.

Sea cliente habitual de los herbolarios.

Para algunas personas con diabetes, controlar el estrés con la terapia de relajación parece ayudar, aunque es más probable que ayude a las personas con diabetes tipo 2 que las personas con diabetes tipo 1. La tensión hace que el cuerpo libere insulina en personas con diabetes tipo 2, por lo que la reducción de estrés puede ser más útil para estas personas. Las personas con diabetes tipo 1 no producen insulina, por lo que la reducción del estrés no tiene este efecto.

Técnicas cognoscitivo-conductuales

1.   Son un buen método para reducir la tensión. Ello incluye identificar las fuentes de tensión, reestructurando las prioridades, cambiando nuestra respuesta habitual, y buscando alternativas filosóficas para los problemas sin solución.

2.   Considere estas opciones:

•   Busque lugares placenteros los fines de semana.

•   Si la fuente de tensión está en casa, intente alejarse de ella una hora o dos por semana.

• Reemplace los quehaceres que le consumen mucho tiempo por otros agradables. Es mejor dejar la casa sucia y ver un buen programa de televisión, que obsesionarse con la limpieza de un suelo que no nos dará un beso cuando lo tengamos limpio.

• Dedique un tiempo mínimo al día para el relax. Parece imposible, pero piense en la cantidad de tiempo que dedica diariamente en cosas que no son vitales para su salud.

• Discuta los sentimientos, pero emplee la empatía para escuchar con atención. Nunca exprese con furia el enojo o la frustración, pues solamente encontrará hostilidad y eso no le ayudará a resolver sus conflictos.

• No abrume a sus amigos y familiares con sus problemas; ellos también tienen los suyos y quieren ser escuchados.

Tratamiento con plantas medicinales

AVENA *(Avena sativa)*

Composición:

Contiene potasio, azufre, fósforo, sílice y proteínas (35%), además de hierro, calcio, magnesio, vitaminas A, B1, B2, PP, E, D y C, así como carotenos. Hay proteínas, glucósidos, enzimas, almidón, nitrógeno, avenarina, quinona, guanina, colina, hipoxantina, raevulosario. También se encuentran saponinas con efectos antibacterianos, pectinas y ceras.

Usos medicinales:

Es diurética, rejuvenecedora, sedante, refrescante y energética. Se emplea para calmar los estados ansiosos y para aliviar los trastornos de la menopausia. En menor proporción es utilizada en las bronquitis (especialmente cuando el moco contiene sangre) y los edemas. Es laxante suave, tónico nervioso, diurética y ayuda a controlar la hipertensión. Los copos se emplean con éxito en el tratamiento del colon irritable y son ideales para estómagos sensibles, pacientes desnutridos y como primer alimento después de una operación quirúrgica. Ayuda en la cura de desintoxicación por opiáceos y nicotina.

También se recomienda para combatir el síndrome de la dependencia medicamentosa o de drogas, para limpiar el aparato digestivo y para controlar la actividad hormonal en las mujeres.

ELEUTEROCOCO *(Eleuterococus senticosus)*

Composición:

Eleuterósidos A, B, D E, J, K, L, M.

Usos medicinales:

Estimulante y adaptógeno. Se emplea mundialmente como sustituto del Ginseng para las disfunciones sexuales, como estimulante hormonal y nervioso, así como para mejorar la prostatitis y el sistema defensivo.

Otros usos:

Tiene un ligero efecto antiinflamatorio, mejora la permeabilidad capilar y se le han encontrado acciones positivas en la diabetes y la hipotensión. Es afrodisiaco moderado en mujeres.

ESPLIEGO *(Lavandula latifolia)*

Composición:

Linalol, cumarina, tanino, saponina, heterósidos y acetato de linalino.

Usos medicinales:

Es ligeramente sedante, antiespasmódico, diurético e hipotensor. Se emplea para moderar la irritabilidad, la agresividad y la neurastenia. Tiene efectos balsámicos y antisépticos en las afecciones del aparato respiratorio. También se emplea en hemicráneas, jaquecas, alergias y para mejorar la digestión en personas nerviosas. Externamente es muy eficaz para calmar dolores reumáticos, en las dermatosis y para la alopecia. La infusión sirve igualmente para lavar heridas, llagas, quemaduras y aliviar el dolor. Antiguamente se le consideraba un buen remedio contra la blenorragia.

GINSENG (*Panax quinquefolium*)

Composición:

Ginsenósidos, panaxósidos, ácido panáxico, saponina, fosfatos, estrógenos y las vitaminas C y B.

Usos medicinales:

Estimulante nervioso, hormonal y muscular, así como hipoglucemiante ligero, antiespasmódico y afrodisíaco. Es la planta medicinal más utilizada en todo el mundo y de la que todavía no conocemos todas sus propiedades. Se emplea con éxito en los decaimientos, agotamiento nervioso, estrés, fatiga intelectual, mala memoria y riego sanguíneo cerebral disminuido. También para corregir los problemas nerviosos y hormonales de la menopausia, para aumentar las defensas inespecíficas, en la disminución prematura de la potencia sexual, como regulador de la presión sanguínea y en las diabetes no estabilizadas.

No se recomiendan dosis diarias superiores a los dos gramos, aunque se han logrado resultados óptimos en casos de insomnio empleando cinco gramos/día. En el mercado se encuentran preparados adulterados con azúcar y raíces de menos de seis años. A pesar de que no tiene toxicidad, no hay que sobrepasar la dosis de dos gramos diarios.

HIPERICÓN *(Hypericum perforatum)*

Composición:

Contiene hipericina, hiperósido, rutina, aceite esencial, tanino, flavonoides y quercetol.

Usos medicinales:

Sedante, astringente y vulnerario. Es el mejor antidepresivo natural que existe, sin que tenga efecto excitante. Corrige la ansiedad, las taquicardias y las neurosis. Mejora las funciones biliares, las varices y las neuralgias.

Con las flores se prepara un delicioso vino medicinal para combatir los decaimientos.

MELISA *(Melissa officinalis)*

Composición:

Contiene resina, mucílagos, glucósido y saponina en las hojas. La esencia es rica en linalol, citral, geraniol y citronelal, así como en limoneno que le da el sabor característico.

Usos medicinales:

Es digestiva, carminativa, antiséptica y algo sedante. Es una planta muy eficaz en afecciones "de la mujer", especialmente dismenorreas, jaquecas e histerismos. También tiene buenos efectos como antiespasmódica, sedante y para cortar las náuseas y vómitos del embarazo. Corrige las palpitaciones, ansiedad, vértigos y otros trastornos propios de un sistema nervioso alterado, lo mismo que los calambres y la vaginitis nerviosa. Externamente se emplea para mejorar las heridas, lavar los ojos enrojecidos y como un estupendo baño aromático relajante. Calma el picor de las picaduras de insectos y evita el estancamiento de la leche materna. No induce al sueño, por lo que es un remedio tranquilizante para tomar durante el día. Desde hace siglos se le ha considerado la mejor hierba para combatir la melancolía y la tristeza.

Tiene sinergia con el Hipericón en las depresiones nerviosas.

PASIFLORA *(Passiflora incarnata)*

Composición:

Alcaloides, fitosteroles, flavonoides, heterósidos, calcio y azúcar.

Usos medicinales:

Es sedante general de efecto suave. Es un buen calmante nervioso, siendo eficaz para tratar la angustia, ansiedad y los trastornos de la menopausia. También en casos de arritmias, temblores seniles y palpitaciones. Su efecto es bastante rápido, incluso en casos de insomnio. Es un sedante adecuado para los niños.

VALERIANA *(Valeriana officinalis)*

Composición:

Esencia, tanino, valeriana, glucosa, enzimas y valerianina.

Usos medicinales:

Es famosa por sus efectos sedantes que pueden inducir al sueño. También se le reconocen acciones antiepilépticas, contra la excitabilidad nerviosa, agotamiento nervioso e insomnio. Paradójicamente, dosis altas o prolongadas puede provocar intranquilidad y nerviosismo.

VERBENA *(Verbena officinalis)*

Composición:

Tanino, esencia, verbenalósido que se transforma en verbenalol, y mucílagos.

Usos medicinales:

Es espasmolítica, sedante ligera, digestiva, diurética y cardiotónica. Planta de uso muy popular, especialmente como sedante suave. Favorece la digestión al estimular la liberación de enzimas y el peristaltismo, alivia la congestión del hígado, estimula la liberación de bilis y ayuda a eliminar los cálculos biliares y renales. Tiene buenas propiedades para disminuir las taquicardias y palpitaciones de origen cardiaco, alivia las migrañas, las neuralgias y favorece la eliminación de orina. Externamente se emplea en gargarismos para aliviar la faringitis y en cataplasmas contra las torceduras, reumatismo y dolores de costado, así como para la ciática.

CAPÍTULO 20

La hemocromatosis

La hemocromatosis es una enfermedad de un solo gen que causa la acumulación de hierro en los tejidos del cuerpo. La diabetes es una complicación primaria de la hemocromatosis, a veces referida como "diabetes de bronce." Es bastante común, pero suele permanecer sin diagnosticar y sin tratar.

Debido a que el trastorno puede causar diabetes a través de daños en el páncreas, es algo que merece un mayor reconocimiento de la sociedad médica.

La hemocromatosis hereditaria es la más común de "sobrecarga de hierro", que se caracterizan por una acumulación excesiva de hierro en el cuerpo. En el caso de la hemocromatosis, una sola mutación genética causa que más hierro se absorba de los alimentos en el intestino, y el cuerpo carece de un medio eficaz para excretar el exceso de hierro que se necesita. Con el tiempo, este hierro se acumula en los tejidos del cuerpo, especialmente el páncreas, el hígado y el corazón, dañándolos. Sin tratamiento, la enfermedad puede causar que estos órganos no cumplan su función, lo que lleva a la diabetes, cirrosis y enfermedades del corazón. En muchos pacientes, la acumulación de hierro con el tiempo llega a ser tan excesiva que visiblemente se manifiesta en la piel, dándole un color gris oscuro o bronce. De hecho, la hemocromatosis se refiere a veces como "diabetes bronceada".

La sintomatología incluye:

Dolor en las articulaciones

Fatiga

Falta de energía

Dolor abdominal

Pérdida del deseo sexual

Los síntomas iniciales pueden ser diversos y vagos y pueden imitar los de muchas otras enfermedades. Además, los médicos pueden centrarse en las condiciones causadas por la hemocromatosis - artritis, enfermedad hepática, enfermedad cardíaca o diabetes - y no en la sobrecarga de hierro en el cuerpo.

Tratamiento convencional

Una vez que se diagnostica, se maneja muy eficazmente a través de flebotomías frecuentes (sangría). Se debe realizar al principio una o dos veces por semana, a menudo durante muchos meses. Como mantenimiento, basta una porción de sangre cada 2 ó 3 meses. A diferencia de la diabetes, la hemocromatosis se puede controlar, manteniendo a los pacientes completamente asintomáticos, siempre y cuando los niveles de hierro sean monitorizadas y mantenidos dentro del rango normal.

El tratamiento de la hemocromatosis puede detener la progresión de la enfermedad hepática en sus primeras etapas, lo que significa una esperanza de vida normal. Sin embargo, si se ha desarrollado cirrosis, el riesgo de la persona de desarrollar cáncer de hígado aumenta, incluso si las reservas de hierro se reducen a niveles normales. Las personas con diabetes como resultado de daño pancreático suelen ver una mejora, si no una reversión de la diabetes, dependiendo de cuánto daño se ha producido.

CAPÍTULO 21

Hombro Congelado

El hombro congelado es una condición donde el dolor es cada vez peor y la rigidez en la articulación ocasiona la inmovilidad del hombro. La diabetes es un factor de riesgo para el hombro congelado, pero los médicos todavía están investigando la relación.

La terapia física, aunque dolorosa, se recomienda generalmente.

Un cuerpo en movimiento tiende a permanecer en movimiento, y un cuerpo en reposo tiende a permanecer en reposo. Tal es el caso con el hombro y una enfermedad conocida como capsulitis adhesiva, más comúnmente conocida como hombro congelado, y con buena razón: es posible que la espalda esté tan rígida que es casi imposible abotonarse la camisa.

El hombro congelado por lo general comienza inocentemente. El hombro está molestando y se deja de usar. Pero si está sufriendo de dolor crónico en el hombro y no lo utiliza por un largo tiempo, la articulación se pone rígida. A partir de ahí, se convierte en un círculo vicioso. Si la articulación se empieza a endurecer por arriba, es más difícil y más doloroso el uso del hombro, por lo que se usa aún menos. El hombro se vuelve más y más fuerte, y finalmente, el revestimiento de la articulación se vuelve rígido. Una vez que esto sucede, no será capaz de mover el hombro mucho más, incluso si lo desea. Simplemente no se mueve más allá de un cierto punto debido al dolor y la rigidez.

La diabetes es un factor de riesgo para el hombro congelado, aunque precisamente por eso se sigue investigando. Una teoría consiste en el colágeno, uno de los bloques de construcción de los ligamentos y los tendones. El colágeno es una parte importante de los ligamentos que unen los huesos en una articulación. La glucosa se adhiere a las moléculas de colágeno y esto puede contribuir a depósitos anormales en el cartílago y los tendones del hombro. La acumulación provoca que el hombro afectado se ponga rígido.

En general, el hombro congelado afecta a cerca del 20 por ciento de las personas con diabetes, en comparación con el 5 por ciento de las personas sin diabetes. Otros factores de riesgo son el sexo y la edad. Las mujeres son más propensas a desarrollar el hombro congelado que los hombres, y se produce con mayor frecuencia en personas entre las edades de 40 y 60. Por lo general afecta sólo a uno de los hombros a la vez, y por razones desconocidas, el hombro no dominante se ve afectado con más frecuencia.

El dolor puede ser peor en la noche y esta etapa puede durar desde unas pocas semanas a ocho meses. La siguiente etapa por lo general no es dolorosa, pero el hombro se vuelve más rígido. Esto es cuando los ligamentos se acortan, provocando la pérdida de la movilidad en su hombro. Este "endurecimiento" puede durar de dos a seis meses.

La etapa de recuperación no es tan dolorosa como la primera etapa. Los ligamentos empiezan a estirarse y, poco a poco, el hombro y el brazo se recuperan en parte o la mayor parte de su movimiento natural. Sin embargo, la recuperación puede ser intermitente y puede durar de uno a nueve meses.

Tratamiento convencional

Hay que evitar la rigidez de los ligamentos y tendones evitando las adherencias. Si se detecta a tiempo, podría ser posible trabajar con la terapia física, incluso si hay un poco de dolor. En la etapa intermedia, el tratamiento puede ir más allá de la terapia física y ejercicio, e incluyen chorros de solución salina o cortisona para ayudar a recuperar la movilidad del hombro y aflojar la rigidez en la articulación. Pero este tipo de tratamiento, durante el cual el terapeuta estira y mueve los hombros, junto con el ejercicio diario en el hogar, puede parecer que no tiene mucho sentido, especialmente si el hombro duele. Después de todo, el dolor es una indicación de que algo está mal, y podría ser un signo de inflamación. Los anti-inflamatorios no esteroideos como el ibuprofeno pueden ayudar a traer la enfermedad de leve a moderada hasta el punto en el que son capaces de iniciar el tratamiento. Después de eso, es una cuestión de cuánto dolor siente.

Si se trata de un dolor persistente leve, puede tratarse con reposo, hielo y medicamentos antiinflamatorios como el ibuprofeno durante una semana o dos; pero si de repente no se puede mover en absoluto, o hay mucho dolor, debe acudirse al médico.

Las personas con diabetes son menos propensas que otras a tener una recuperación completa, incluso con tratamiento. La pérdida permanente de hasta un 50 por ciento de la movilidad del hombro puede presentarse en personas con diabetes y no se sabe por qué las personas con diabetes tienen un mayor riesgo de una recuperación incompleta.

CAPÍTULO 22

TRATAMIENTO NATURAL

Plantas medicinales

ALHOLVA (Fenogreco)

Trigonella foenum-graecum

Partes utilizadas:

Se emplean las semillas.

Composición:

Es rica en proteínas, lecitina, grasas, y colina. Contiene mucílagos, galactomanano, fitina y trigonelina,

Usos medicinales:

Se le reconocen acciones importantes para estimular el sistema nervioso, cardiaco y endocrino. Es uno de los mejores anabolizantes naturales que existen, pudiéndose emplear con cierto éxito para aumentar de peso. Abre el apetito, mejora la digestión y las dispepsias, actuando con un leve efecto laxante. Externamente se emplea para lavados de forúnculos, abscesos y vaginitis, así como para enjuagues bucales en la faringitis.

Es expectorante, alivia los dolores de garganta y los menstruales, corrige el estreñimiento, el colesterol elevado, baja la fiebre moderadamente, mejora la vista cansada, estimula el útero y reduce el exceso de azúcar en sangre. Estimula las glándulas suprarrenales, páncreas y sexuales, además de ser un buen cardiotónico.

Otros usos:

Se emplea contra los senos caídos, tanto por vía interna como externa. Con la harina se preparan estupendas mascarillas cutáneas de rejuvenecimiento.

Toxicidad:

No se conoce.

BARDANA

Arctium lappa

Partes utilizadas:

Se emplean las raíces.

Composición:

Tiene polienos, ácidos alcoholes, taninos e inulina, además de un principio antibiótico eficaz contra el estafilococo dorado en la raíz. Las hojas, artiopicrina, calcio y magnesio.

Usos medicinales:

Antidiabética (hipoglucemiante), depurativa y antibiótica. Es uno de los mejores depurativos que existen, pudiéndose emplear indistintamente por vía oral o tópica con el mismo éxito. Es eficaz, por tanto, en el acné, dermatosis, vitíligo, psoriasis, caída del cabello y como antibiótica en la mayoría de las infecciones, aunque de manera especial en amigdalitis y sarampión. Tiene igualmente propiedades insuperables contra la gota, la eliminación del ácido úrico y la diabetes. Se le atribuyen propiedades antitumorales dignas de ser tenidas en cuenta. Produce un aumento benéfico de la sudación y es eficaz en las enfermedades febriles. Externamente es el tratamiento de elección en las dermatosis, forúnculos, ántrax, alopecia, caspa, hongos, infecciones vaginales y lavado de heridas infectadas.

Otros usos:

Su sinergia se encuentra con la Fumaria en los tratamientos depurativos y con la Equinácea en las heridas y las enfermedades infecciosas.

La raíz cocida es comestible y nutritiva.

COPALCHI

Coutarea latiflora, Rubiácea contarea speciosa

Partes utilizadas:

Se emplea la cascarilla del tallo.

Composición:

Coutaeósido y genina.

Usos medicinales:

Hipoglucemiante. Es un extraordinario remedio en la diabetes, especialmente las incipientes. Puede compaginarse con la insulina para disminuir la dosis. Ayuda a bajar la fiebre. Tiene sinergia con la Travalera y la Bardana.

Otros usos:

En ocasiones se le confunde con la Quina blanca y otras rubiáceas, pero que no poseen cualidades terapéuticas similares. El Copalchi es especialmente útil en los procesos diabéticos incipientes, cuando el páncreas conserva aún alguna actividad. Posteriormente apenas tiene eficacia.

Toxicidad:

No tiene toxicidad.

EUCALIPTO

Eucalyptus globulus

Partes utilizadas:

Se emplean las hojas y frutos.

Composición:

Contiene aceite esencial con eucaliptol, pineno, aldehídos, canfeno, cetonas, taninos, azuleno y flavona.

Usos medicinales:

Antiséptico, antifebril, balsámico e hipoglucemiante. Es un clásico remedio en los resfriados, la sinusitis y las afecciones pulmonares. Se ha empleado contra la malaria y las fiebres de origen respiratorio e incluso contra las infecciones de orina por su efecto antiséptico. Es ligeramente estimulante, mejora la gripe y despeja las vías respiratorias obstruidas. Posee un efecto moderado contra la diabetes y los parásitos intestinales.

Otros usos:

Externamente se emplea como ambientador, para desinfectar los lugares cerrados, para realizar vahos y en forma de pomada para dar fricciones, absorbiéndose muy bien a través de la piel. Se puede emplear con éxito contra el Paludismo y enfermedades febriles de vías respiratorias.

Toxicidad:

No tiene toxicidad.

GINSENG

Panax quinquefolium

Partes utilizadas:

Se emplea la raíz de scis años.

Composición:

Ginsenósidos, panaxósidos, ácido panáxico, saponina, fosfatos, estrógenos y las vitaminas C y B.

Usos medicinales:

Estimulante nervioso, hormonal y muscular, así como hipoglucemiante ligero, antiespasmódico y afrodisíaco. Es la planta medicinal más utilizada en todo el mundo y de la que todavía no conocemos todas sus propiedades. Se emplea con éxito en los decaimientos, agotamiento nervioso, estrés, fatiga intelectual, mala memoria y riego sanguíneo cerebral disminuido. También para corregir los problemas nerviosos y hormonales de la menopausia, para aumentar las defensas inespecíficas, en la disminución prematura de la potencia sexual, como regulador de la presión sanguínea y en las diabetes no estabilizadas.

Otros usos:

No se recomiendan dosis diarias superiores a los dos gramos, aunque se han logrado resultados óptimos en casos de insomnio empleando cinco gramos/día. En el mercado se encuentran preparados adulterados con azúcar y raíces de menos de seis años.

Toxicidad:

A pesar de que no tiene toxicidad, no hay que sobrepasar la dosis de dos gramos diarios.

OLIVO

Olea europea

Partes utilizadas:

Se emplean las hojas y el aceite de sus frutos.

Composición:

Manitol, glucosa, resina, oleorropina, oleasterol y oleanol.

Los frutos son ricos en sales minerales, vitaminas A y D, ácido oleico, linoleico y palmítico.

Usos medicinales:

Hipotensor, diurético, hipoglucemiante (las hojas) y antiarteriosclerótico. Favorece la dilatación de las coronarias, controla las arritmias, mejora la diabetes y tiene efecto diurético leve. Sus frutos, las aceitunas, son un buen remedio para bajar el colesterol, son laxantes, facilitan la evacuación de la bilis y aplicado externamente suavizan y nutren la piel. Tiene sinergia con el Espino blanco en la hipertensión

Otros usos:

Los restos de la aceituna una vez exprimida se emplean como alimento para el ganado, mientras que la madera se usa en trabajos de ebanistería y para hacer carbón vegetal.

Toxicidad:

No tiene toxicidad.

TRAVALERA

Centaurea aspera

Partes utilizadas:

Cada rama tiene una cabezuela compuesta de una especie de alcachofita espinosa, sobre la cual asoman y se abren las flores, de color rosa y más pálidas o blancas con estambres morados.

Composición:

Flavonoides, derivados del b-sitosterol, heterósidos cianogenéticos, principios amargos y lactonas sesquiterpénicas.

Usos medicinales:

Como tratamiento coadyuvante en la diabetes. Hipoglucemiante. También se usa en anorexia, dispepsias hiposecretoras, disquinesia hepatobiliar.

VAINAS DE JUDÍAS

Phaseolus vulgaris

Partes utilizadas:

Se emplean las vainas.

Composición:

Contienen calcio, hierro, yodo, vitaminas A, B y C, así como mucha clorofila. Pobres en calorías, apenas 18 por 100 gr, contienen un 87% de agua, 0,2% de grasas y un 2% de celulosa.

También azúcares, tirosina, alantoína, inositol, arginina.

Usos medicinales:

Es diurética, enérgica e hipoglucemiante. Se emplea en casos de celulitis, retención urinaria y presencia de albúmina en la orina. Como depurativo en enfermedades de piel y reumáticas. En la diabetes leve o que no requieran insulina. Es ligeramente hipotensora.

Otros usos:

Tiene sinergia con los estigmas de maíz en la celulitis.

Toxicidad:

No tiene toxicidad.

Prevención del daño hepático

ALCACHOFA

Cynara scolymus

Partes utilizadas:

Se emplean sus cabezuelas, especialmente su parte interna.

Composición:

Flavonoides, cinarósidos, cinarina, ácido caféico, ácido cítrico, láctico y málico.

Usos medicinales:

Es un potente estimulante del apetito, colagogo y colerético. Tiene acción diurética, laxante y digestiva, especialmente de las grasas. Se emplea con éxito en el tratamiento de las enfermedades hepatobiliares, incluida la litiasis. También mejora el exceso de colesterol llegando a corregirlo de una manera definitiva. Baja la tensión arterial alta, estimula la función renal deprimida, mejora el estreñimiento de una manera suave y cura la arteriosclerosis si se emplea continuamente. Es un remedio eficaz e inocuo para estimular el apetito en los niños.

Favorece la oxidación de los carbohidratos.

Otros usos:

La parte más activa son las ramas y las hojas. Cocinada pierde parte de sus propiedades, y el fruto, la parte que habitualmente comemos, es mucho menos eficaz medicinalmente que el resto de la planta. La alcachofa (el fruto) ligeramente hervida constituye un tónico purificador de los pulmones y enfermedades de estos órganos, como la neumonía y la tos. El zumo se emplea con éxito en la hidropesía (acumulación de líquidos), el escorbuto y la ictericia crónica.

Toxicidad:

No tiene toxicidad, pero no emplearla en la lactancia ya que su sabor puede pasar a la leche.

DIENTE DE LEÓN

Taraxacum officinale

Partes utilizadas:

En infusión se emplean las hojas.

Composición:

Hojas: flavonoides, vitaminas y cumarinas.

Raíces: inulina, resina y amargos.

Usos medicinales:

Colagogo y colerético, digestivo, depurativo. Las hojas tiernas y jóvenes son un exquisito plato como ensalada, además de muy nutritivo. El único requisito es lavarlas bien para quitarles ligeramente su amargor.

En medicina natural se emplea preferentemente como colagoga y colerética, además de utilizarse en todas las hepatopatías, siendo uno de los mejores remedios que existen para estas patologías. Disuelve y elimina los cálculos biliares y es un excelente e inocuo diurético. Se puede emplear también en arteriosclerosis, estreñimiento, obesidad, reumatismo y gota, así como en las enfermedades de piel. No se debe confundir con la Cerraja y el Cerrajón, ambas de la misma familia, aunque éstas últimas son más adecuadas para el ganado.

Otros usos:

Con sus raíces tostadas se prepara en muchos lugares de Iberoamérica un sucedáneo del café mucho más saludable y barato. En épocas de penuria económica algunos pueblos han podido sobrevivir comiendo solamente ésta planta en su totalidad. La savia del látex aplicada directamente elimina las verrugas.

Toxicidad:

No tiene toxicidad.

Alimentos de especial interés

TÉ DE ACHICORIA

Cichorium intybus

Partes utilizadas:

Se emplean las raíces.

Composición:

Inulina y ácido isoclorogénico en la raíz.

Ácido chicorésico en las hojas.

Hierro, potasio y lactonas sesquiterpénicas en el tallo.

Usos medicinales:

Muy eficaz en las afecciones biliares, las dispepsias, la falta de apetito y el estreñimiento. Mejora la hipertensión y la falta de orina, siendo eficaz en la gota y la artritis. La raíz tiene efecto antibiótico, es energizante y ayuda a expulsar parásitos intestinales. Favorece la circulación y elimina los depósitos grasos en ellas, bajando la tensión en los hipertensos y mitigando las taquicardias.

También se recomienda contra las orquitis (inflamación de los testículos), la diabetes y para eliminar líquidos.

Otros usos:

Con las raíces tostadas se prepara un sucedáneo del café muy aromático y mucho más saludable, aunque injustamente despreciado por los consumidores. Con la denominación "sucedáneo del café" se logra solamente rebajarle de su valor alimentario, cuando en realidad es un producto superior aunque cueste más barato. Sus hojas tiernas se pueden comer en ensaladas, lográndose mejores efectos terapéuticos que con la infusión.

Toxicidad:

No tiene toxicidad.

CEBOLLA

Allium cepa

Partes utilizadas:

Se utiliza el bulbo, aunque en cocina también se emplean las hojas.

Composición:

Contiene algo de vitaminas A, B y C y flavonoides. También se utiliza su bulbo que es rico en bisulfuro de alilpropilo, azúcar, inulina, quercetina, calcio y flavonoides.

Usos medicinales:

Es antibiótica, diurética, expectorante y antiinflamatoria. Se emplea con eficacia en casos de gripe, catarros bronquiales, fiebres y exceso de colesterol. También es eficaz para eliminar parásitos intestinales, el hipertiroidismo, la diabetes, la arteriosclerosis y las neuralgias.

Para aprovechar sus cualidades debe consumirse cruda, aunque para mejorar su sabor y tolerancia se puede sumergir un momento en agua hirviendo o macerarse en aceite de oliva.

Externamente estimula el crecimiento del cabello, elimina las pecas, alivia el dolor de las picaduras de insectos al mismo tiempo que los aleja, y el zumo diluido favorece la cicatrización de las heridas. Unas gotas de zumo en la nariz dicen que detiene drásticamente la histeria e incluso que cura la sordera.

Otros usos:

También se emplea en la gota, las varices, las hemorroides, el reumatismo, la ciática, las enfermedades del corazón y el insomnio. Tiene una legendaria reputación para mejorar la visión nocturna, la fatiga visual, las cataratas e incluso la miopía. Para ello bastará con aplicar cada noche una pequeña cantidad de zumo de cebolla en los ojos.

Toxicidad:

Como condimento no tiene toxicidad y solamente la esencia impone ciertas precauciones.

No emplear en personas con acidez estomacal o úlceras.

ALTRAMUCES

Lupinus luteus

Es comestible para el ser humano si previamente se le quita el amargor tras un remojo en agua con sal de por lo menos una hora, o si se trata de los llamados altramuces dulces consumiéndose directamente sin tratamiento previo por calor ni remojo.

Es beneficioso para combatir el denominado 'síndrome metabólico', ya que se trata de una leguminosa con un elevado contenido en nutrientes esenciales y propiedades funcionales derivadas de su composición específica en proteína, fibra alimentaria y diversos compuestos no nutricionales, como polifenoles y ácido fítico.

Usos medicinales:

Desde el punto de vista farmacológico, el lupinus tiene interés por sus alcaloides, que presentan efecto secretagogo de insulina. En medicina tradicional se les ha atribuido actividad hipoglucemiante que clásicamente se ha considerado debida a la presencia de los alcaloides, también con actividad hipocolesterolemiante. Igualmente se le atribuyen propiedades antiinflamatorias y preventivas del cáncer por los flavonoides y hepatoprotectoras por sus saponinas.

El efecto hipoglucémico se ha comprobado para algunas especies de lupinus administrados por vía oral en animales con diabetes inducida experimentalmente (conejo, rata, ratón). Igualmente en conejos diabéticos y con niveles de colesterol elevados, se comprobó como la adición de semillas de lupinus a su alimentación produjo una disminución de la hiperglucemia postprandial y del colesterol.

Efectivamente, el extracto acuoso de Lupinus reduce significativamente los niveles de glucemia en ratas con diabetes inducida por aloxano. Los principios activos responsables de esta actividad hipoglucemiante podrían ser además de los alcaloides, los compuestos de naturaleza saponínica presentes, pues muchos de ellos han demostrado ser capaces de inhibir la gluconeogénesis hepática y la glucogenolisis y además son capaces de activar la producción de insulina o inducir un incremento en el metabolismo periférico de la glucosa.

Otros alimentos recomendados:

NARANJA

LIMÓN

POMELO

FRESAS

MANZANA (gracias a su pectina)

MELOCOTONES

PATATAS

SETAS

CARDOS

ENDIBIAS

ACEITUNAS NEGRAS

LECHE DE ALMENDRAS

Oligoterapia

CROMO

Funciones orgánicas:

Forma parte del denominado Factor de Tolerancia a la Glucosa, un elemento rico en cromo que promueve la adecuada utilización de la glucosa orgánica.

Colabora en las funciones de la insulina y facilita el transporte de la glucosa al interior de las células, estimulando la conversión de glucosa en glucógeno hepático.

Su papel como coenzima es esencial en el metabolismo de la glucosa, movilizando sus reservas cuando las cantidades de azúcar sobrepasan los niveles óptimos.

Es un regulador de la cantidad de lípidos en sangre, actuando como coenzima en el metabolismo de las grasas, favoreciendo el paso de éstas a través de la pared vascular e impidiendo la formación de ateromas.

Favorece la utilización de las grasas como materia energética.

Es un factor esencial en la producción de energía.

Regula el metabolismo de todas las grasas, incluido los triglicéridos, las lipoproteínas de alta densidad y el colesterol.

Estimula el transporte de los aminoácidos y favorece, por tanto, el crecimiento de los niños.

Mejora la resistencia inespecífica contra las enfermedades y ayuda al buen funcionamiento de las funciones cerebrales.

Controla el exceso de peso al actuar sobre el centro del apetito.

Usos medicinales:

Diabetes.

Obesidad y celulitis.

Arteriosclerosis y problemas circulatorios en general.

Mal aprovechamiento de los aminoácidos.

Trombosis y formación de placas de ateroma.

Alteraciones nerviosas y del carácter como nerviosismo, irritabilidad, confusión, mala memoria.

Depresión.

Catarata incipiente.

Poca producción de esperma.

Para mejorar la síntesis de las proteínas.

Envejecimiento prematuro.

Disfunciones hepáticas y pancreáticas crónicas.

ZINC

Funciones orgánicas:

Regula el páncreas, la hipófisis y los órganos genitales.

Es necesario para el correcto funcionamiento del aparato genital, especialmente el masculino, interviniendo en la formación del líquido seminal y el buen funcionamiento de la próstata.

Protege a los ácidos nucleicos ADN y RNA, así como a la membrana de las células.

Favorece la utilización del ácido láctico y es antagonista del cobre.

Estimula el sistema inmunitario a través de los linfocitos T-4.

Es decisivo para el crecimiento de los niños.

Mantiene las glándulas suprarrenales en buen estado y su capacidad de adaptación.

Mantiene los órganos del gusto, el olfato y la visión en buen estado.

Previene del envejecimiento prematuro.

Usos medicinales:

Diabetes

Síndrome adiposogenital.

Obesidad.

Prostatitis.

Colitis, flatulencias.

Envejecimiento prematuro.

Heridas.

Acné.

Para estimular las prostaglandinas.

Amenorreas y esterilidad femenina.

Criptorquidia y poco desarrollo genital en niños.

Enuresis nocturna.

Reglas insuficientes.

Adenoma de próstata.

Acetonemia infantil.

Astenia.

Alopecia.

Enanismo hipofisario.

MANGANESO

Funciones orgánicas:

No es un elemento nutriente como los demás minerales, sino que lo podemos considerar como un catalizador, algo que debe estar presente para que se realicen funciones vitales, radicando su importancia en que es capaz de actuar así en docenas de funciones.

Aunque los estudios sobre este mineral no han hecho nada más que empezar, sabemos que influye en la formación del niño durante el embarazo e incluso que es decisivo para que se realicen las contracciones uterinas que avisan de la inminencia del parto. También y por motivos que se desconocen, aseguran un parto poco doloroso y sin complicaciones.

Reduce la predisposición mórbida a padecer enfermedades alérgicas y artríticas, y cuando la enfermedad está ya declarada acorta el proceso.

Participa en la formación de los ácidos nucleicos.

Es necesario para el buen rendimiento del sistema nervioso a través de su acción sobre la colina.

Interviene en el metabolismo de las vitaminas C, H, B-1 y E.

Participa en la formación de la hemoglobina.

Es uno de los elementos esenciales en el ciclo de Kreps, interviniendo, por tanto, en la producción de la energía.

Interviene en la producción hormonal, especialmente las hormonas tiroideas, sexuales y pancreáticas.

Funciona como catalizador en el control del colesterol y la producción de glucógeno hepático.

Ayuda al crecimiento infantil a través de su acción sobre la síntesis de las proteínas.

Mejora la respuesta del organismo ante las enfermedades infecciosas y estimula la formación de anticuerpos e interferón endógeno.

Favorece la regeneración del sistema articular, óseo y cartilaginoso.

Usos medicinales:

Artritis y artrosis, reumatismos.

Alergias en general, especialmente de vías respiratorias, incluidas las de tipo asmático.

Jaquecas espasmódicas vasculares o de origen hepático.

Urticarias, eczemas, picores y alergias cutáneas.

Taquicardias, alteraciones de la tensión arterial (descompensada, variable).

Aumento en la velocidad de sedimentación globular.

Intolerancias digestivas de origen hepático.

Diabetes

Hipertiroidismo.

Dismenorreas, metrorragias, dificultades preparto.

Mal drenaje de los productos catabólicos.

Exceso de colesterol.

Alteraciones del comportamiento con irritabilidad y ansiedad.

Náuseas y vómitos inespecíficos.

Ataxias, distrofias musculares, falta de energía.

Zumbidos de oído, otosclerosis, hipoacusias.

Ceguera.

Esclerosis múltiple.

Comportamiento inquieto, esquizofrenia leve.

Epilepsia infantil.

Altos niveles de cobre.

Enfermedades cardiacas.

Acetonemia infantil.

Colitis por ansiedad.

Úlcera gastroduodenal por nerviosismo.

Cistitis infecciosa.

Preventivo de la prostatitis.

Litiasis renal.

Tuberculosis renal evolutiva.

Parotiditis con espasmofilia.

Ciática.

Falta de memoria en adultos.

Degeneración grasa del hígado.

Nutrientes de especial interés

Una cura tres veces al año de jalea real y suplementos diarios de vita¬minas B 1 y B 2, serán también parte del tratamiento.

Otros nutrientes:

ONAGRA

Se empleará en la neuropatía diabética (tratamiento o preventivo) en dosis de 400 a 600 mg al día aproximadamente (cerca de 4 a 6 g de aceite de onagra o 2 a 3 g de aceite de borraja). Esta degeneración gradual de los nervios causada por la diabetes puede ser mitigada mediante la ingestión de los ácidos grasos GLA que se encuentran en la Onagra. En un estudio de doble ciego y controlado por placebo, 111 personas con neuropatía diabética leve recibieron ya sea 480 mg al día de GLA o un placebo. Después de 12 meses, el grupo que tomaba GLA mejoró de manera más significativa que el grupo de placebo. También se observaron buenos resultados en un estudio más pequeño.

Hay algo de evidencia preliminar de que GLA podría ser más efectiva para la neuropatía diabética cuando se combina con ácido lipoico.

ÁCIDO LIPOICO

El ácido lipoico, también conocido como ácido alfa lipoico, es un ácido graso que contiene sulfuro. Se encuentra dentro de cada célula del cuerpo, donde ayuda a generar la energía que nos mantiene vivos y funcionando. El ácido lipoico es una parte clave de la maquinaria metabólica que transforma la glucosa (azúcar en la sangre) en energía para las necesidades del cuerpo.

El ácido lipoico es un antioxidante, lo cual significa que neutraliza los radicales libres. A diferencia de otros antioxidantes, que funcionan sólo en agua o en tejidos grasos, el ácido lipoico funciona tanto en agua como en grasa. En comparación, la vitamina E trabaja sólo en la grasa y la vitamina C únicamente en agua. Esto le da al ácido lipoico un amplio espectro de acción antioxidante.

Gracias a su solubilidad combinada al agua y grasa, el ácido lipoico puede entrar a todas las partes de una célula nerviosa y potencialmente protegerla contra tal daño. Este es el fundamento para estudios acerca de los potenciales beneficios del ácido lipoico para la neuropatía diabética.

Aunque el cuerpo dispone de reservas de ácido lipoico, varias enfermedades parecen estar acompañadas de bajos niveles de ácido lipoico -específicamente, diabetes, cirrosis hepática y aterosclerosis.

La dosis típica de ácido lipoico oral para tratar complicaciones en la diabetes es de 100 - 200 mg tres veces al día. En estudios que descubrieron beneficios, con frecuencia fueron necesarias varias semanas de tratamiento para que los efectos se desarrollaran en su totalidad.

Existen evidencias de que los suplementos de ácido lipoico pueden ser útiles para la neuropatía autonómica cardiaca, así como que puede mejorar otros aspectos de la diabetes, incluyendo el control de azúcar en la sangre y el desarrollo de complicaciones a largo plazo como enfermedad del corazón, riñones y pequeños vasos sanguíneos.

Además, el ácido lipoico puede ser útil para el síndrome de boca ardiente, una enfermedad caracterizada por sensaciones inexplicables de calor en la boca.

Un estudio en animales sugiere que el ácido lipoico podría ayudar a prevenir la pérdida auditiva relacionada con la edad en el glaucoma. Otros usos para los cuales el ácido lipoico ha sido propuesto incluyen la prevención del cáncer enfermedades cardiacas y cataratas.

Existe algo de evidencia preliminar de que el ácido lipoico podría ser más efectivo si es combinado con GLA (ácido gama linolénico) en la neuropatía periférica diabética. La dosis recomendada para pacientes con dicha enfermedad es de 600 mg 3 veces al día, disminuyendo así los síntomas en un 50%.

No se ha establecido la seguridad para niños pequeños, mujeres que están embarazadas o en la lactancia o aquellos con enfermedad hepática o renal grave.

Importantes estudios han demostrado que el ácido Alfa Lipoico, en la dieta de diabéticos tipo 2 aumentó un 30% los niveles saludables de insulina, incrementando notablemente la utilización de glucosa en la sangre. Importantes estudios han demostrado que el ácido Alfa Lipoico, en la dieta de Diabéticos tipo 2 aumenta un 30% los niveles saludables de insulina, incrementando notablemente la utilización de glucosa en la sangre.

VITAMINA D

Hay experiencias que indican que las personas que reciben vitamina D experimentan una mejora de las células beta del 15 al 30 por ciento. Las células beta producen insulina en el páncreas y al mejorar su funcionamiento, la vitamina D puede ayudar al páncreas a equilibrar los niveles de azúcar en la sangre de manera eficaz.

Según Penckofer, en un estudio publicado recientemente, informó sobre el papel de la deficiencia crónica de vitamina D en la enfermedad del corazón. Gran parte de los enfermos con diabetes tienen niveles bajos de vitamina D. La evidencia sugiere que la vitamina D desempeña un papel integral en la sensibilidad a la insulina y su secreción.

La deficiencia de vitamina D es parte de los resultados de la mala nutrición, una de las cuestiones más difíciles para las personas con diabetes. Otro culpable es la menor exposición a la luz del sol, que es común durante los meses fríos cuando los días son más cortos y se pasa más tiempo en interiores.

En el estudio de este artículo se evaluaron 3.000 personas con diabetes tipo 1 y se encontró una disminución en el riesgo de la enfermedad para las personas que tomaron suplementos de vitamina D. Los estudios observacionales de personas con diabetes tipo 2 también revelaron que la administración de suplementos puede ser importante en la prevención de esta enfermedad.

"La gestión de deficiencia de vitamina D puede ser un simple y rentable método para mejorar el control de azúcar en la sangre y prevenir las graves complicaciones asociadas con la diabetes," dijo Joanne Kouba, co-autor del estudio y profesor asistente clínico de dietética, en la escuela Marcella Niehoff.

"Personas en situación de riesgo de padecer diabetes deben controlar los niveles de vitamina D," dice Mary Ann Emanuele, co-autora del estudio y profesora de medicina de la división de endocrinología y metabolismo en la Universidad de Loyola en su comunicado de prensa.

DHEA

Fue aislada por el médico alemán Adolf Buternandt en 1931 en la orina humana, pero tuvieron que pasar veinte años para que gracias al trabajo de los investigadores Mijeon y Plager se encontrara en la sangre y se detectara su origen en las glándulas suprarrenales. En ese mismo año se confirma que los niveles de esta hormona disminuyen tanto en la mujer como en el hombre a medida que se envejece y se estudian los resultados de la administración de esta sustancia por vía oral o inyección intravenosa. En un principio las pruebas se realizaronn tan sólo en varones, sin experimentar con esta sustancia en mujeres.

Ya en la década de los 70 se empiezan a constatar de una manera más palpable los efectos beneficiosos de esta sustancia en los animales (ratas y ratones), a los cuales se suministra dicha hormona a través de la alimentación. Así se llega a comprobar que los animales sometidos al experimento vivían más, al mismo tiempo que adelgazaban y tenían más energía y vigor. A pesar de estos descubrimientos, su utilización en la clínica humana se demoró hasta el 1994, cuando el profesor Samuel Yen de la Universidad de San Diego, California publicó los resultados positivos de sus experimentos, confirmando el efecto anti-envejecimiento de esta hormona. Así, el profesor Samuel Yen constata que la administración de la DHEA en pacientes de edad madura conlleva una serie de cambios no sólo biológicos, sino físicos y psicológicos muy beneficiosos. A partir de este momento la DHEA se presenta ante la prensa como la revolucionaria hormona de la juventud.

Lo que ahora sabemos es que la dehidroepiandrosterona es una hormona producida por las glándulas suprarrenales y es precursora de las hormonas esteroides, testosterona y estrógenos. La DHEA disminuye con el avance de la edad tanto en hombres como en mujeres y existen numerosos estudios que indican que administrada por vía oral puede mejorar las funciones neurológicas e inmunes, así como los desórdenes ocasionados por el estrés y proteger contra algunos tipos de cáncer, enfermedades cardiovasculares y afecciones pancreáticas.

Realmente se trata de una hormona endógena que actúa como precursora de las hormonas sexuales masculinas y femeninas, precisamente aquellas que comienzan a disminuir después de los

30 años, siendo más baja en algunas personas con anorexia, enfermedades renales en etapa terminal, diabetes tipo 2, SIDA, insuficiencia suprarrenal y en pacientes gravemente enfermos. Los niveles de DHEA también se pueden reducir de forma drástica por un determinado tipo de drogas, entre las que se incluyen la insulina, los corticosteroides, los opiáceos y el danazol (esteroide).

La podemos encontrar también con el nombre de androstenediona, clenbuterol, dehidroepiandrosterona, DHA, DHAS, metiltestosterona, nandrolona y oxandrolona, siendo sintetizada a partir del extracto de Ñame silvestre (diosgenina).

Podríamos considerar al DHEA como una pre o pro hormona, siendo esta la razón por la cual se ha comercializado como un complemento dietético. Una vez ingerida interviene en la formación y excreción de ciertas hormonas sexuales. Nuestro organismo comienza a producir pequeñas cantidades de esta hormona a la edad de 7 años hasta los 25 años que es cuando alcanza su máximo nivel para después decrecer su producción un 20% cada diez años.

Sus efectos a corto plazo mejoran la vitalidad y bienestar, fortaleciendo el sistema inmunológico, reduciendo los malestares de la menopausia, y ayudando con la prevención de osteoporosis, así como la mejora de las funciones neurológicas, memoria, y la calidad del ciclo de sueño.

A largo plazo encontramos mejoras en la respuesta positiva contra el cáncer, a las enfermedades cardiovasculares, la diabetes, la obesidad, lupus eritematoso sistémico, y al Alzheimer. Otros estudios clínicos realizados en la universidad de California en San Diego, indican que incrementa la masa y fuerza muscular. El mismo estudio demostró que las personas que recibían este tipo de tratamiento presentaban una sensación física y psíquica de bienestar. La dosis diaria recomendada es de 25 a 50 mg en una toma por la mañana.

Usos medicinales:

Anti-envejecimiento y longevidad.

Aumento de energía y vigor.

Mejora del apetito sexual.

Preserva la masa muscular e incrementa el funcionamiento atlético.

Mejora el equilibrio de la insulina.

Mejora el estado y la densidad de los huesos.

Desarrolla la memoria y el sistema cognitivo.

Combate enfermedades de tipo degenerativo como el Alzheimer y el Parkinson.

Depresiones.

La mayoría de los ensayos clínicos que investigan el efecto de la DHEA en la pérdida de peso o grasa apoyan su uso para este propósito.

Investigaciones iniciales recomiendan el uso de DHEA por vía intravaginal para promover la regresión de las lesiones cancerosas en el cuello del útero.

Fatiga crónica.

Enfermedades terminales.

Enfermedad de Crohn

Demencia

Insuficiencia cardiaca

VIH/SIDA

Trastornos de ovulación y menopausia acompañada de dolor vaginal, osteoporosis, oleadas de calor, alteraciones emocionales como fatiga, irritabilidad, ansiedad, depresión, insomnio, dificultades de concentración y memoria o una disminución en el apetito sexual.

Esquizofrenia, así como síntomas de ansiedad y síntomas depresivos y negativos que la acompañan.

Disfunción eréctil y disminución de la libido en hombres y mujeres.

Síndrome de Sjogren (ojos secos)

En forma tópica para combatir el envejecimiento de la piel

Precauciones

Esta hormona se puede recetar a varones que se hayan sometido previamente a controles de próstata, y a mujeres en periodos menopáusicos, aunque está contraindicada en casos de cáncer hormonal dependiente o predisposición.

En medicina deportiva se considera sustancia doping.

PREGNENOLONA

Se obtiene a partir del metabolismo del colesterol, presentando un potencial muy variado como precursor de numerosas e importantes hormonas naturales. La Pregnenolona es la sustancia básica para la producción de hormonas sexuales (estrógenos, testosterona), las hormonas del estrés (cortisona, cortisol) y de la DHEA. Teniendo en cuenta que la cantidad de Pregnenolona producida por el organismo desciende con la edad, las funciones metabólicas que dependen de hormonas esteroideas se verán de la misma forma reducidas. El aporte regular de un complemento de Pregnenolona puede reactivar las funciones metabólicas, tener efectos positivos sobre numerosas enfermedades, y proteger contra el envejecimiento debido a la edad. Por eso, la Pregnenolona está considerada –igual que la DHEA– una hormona antienvejecimiento.

Su metabolismo es muy complejo. Todos los miembros pertenecientes a esta clase de substancias con base hormonal, presentan una característica común: la estructura químicamente definida de esteroides. La Pregnenolona es el primer metabolito de lípidos de origen alimenticio –los colesteroles–, y constituye el elemento de construcción más importante para que el organismo pueda realizar la síntesis de las hormonas esteroideas. Como la Pregnenolona es un precursor, el organismo puede producir gracias a ella la cantidad de elementos esteroideos que necesita en cada momento. La cantidad de Pregnenolona endógena (puesta a disposición por el organismo) desciende con la edad, sin que se pueda identificar claramente una regresión específica de sexo.

La Pregnenolona puede presentarse en el cuerpo sin ser modificada, o ser transformada en dehidroepiandrosterona

(DHEA) y actuar como tal; pero si se necesita, puede ser transformada en progesterona y utilizada como tal (la progesterona regula algunas funciones sexuales femeninas como el ciclo de menstruación). Esta transformación en DHEA o en progesterona se lleva a cabo en función de la necesidad física o psíquica, derivadas de enfermedades o de condiciones particulares (menopausia); y permite la síntesis de otras hormonas (hormonas del estrés, hormonas sexuales). Una administración conjunta de Pregnenolona y de DHEA aumenta la eficacia de las dos substancias, ya que la Pregnenolona es un precursor directo de la DHEA.

Algunos efectos de la Pregnenolona, como la mejora de las funciones cognitivas, se atribuyen directamente a la acción de la Pregnenolona. Otros muchos efectos se deben a la acción indirecta de las hormonas intermediarias derivadas de la Pregnenolona.

Usos medicinales:

Control de la diabetes. Se recomienda un tratamiento con Pregnenolona a todos los diabéticos de más de cuarenta años, aunque a veces conviene administrarla a pacientes más jóvenes y a pacientes que sufren diabetes juvenil. Varios ensayos han probado que la Pregnenolona renueva las células beta del páncreas y puede ser así eficaz contra la diabetes

Enfermedades inflamatorias de las articulaciones (artritis).

Cansancio crónico, estrés y agotamiento

Depresiones, estados de ansiedad e insomnio.

Memoria. Protege contra los problemas de la función cerebral y de las demencias asociadas con la edad, como por ejemplo la enfermedad de Alzheimer. Las personas jóvenes y las personas sanas también pueden sacar provecho de las virtudes estimulantes de la Pregnenolona a nivel de rendimiento cerebral.

Afecciones ginecológicas. Al tratarse de un precursor de las hormonas sexuales femeninas (progesterona y estrógeno), un aporte de Pregnenolona puede estabilizar la función sexual de la mujer, por ejemplo en caso de molestias de la menstruación o de la menopausia.

La Pregnenolona (con o sin DHEA) puede ser igualmente utilizada de manera óptima en colaboración con la melatonina: la Pregnenolona activa la energía y la capacidad de rendimiento durante el día; la melatonina garantiza la regeneración de la energía durante la fase de reposo nocturno. Las dos hormonas garantizan el equilibrio energético, la resistencia al estrés y la regeneración. Éstas aumentan la resistencia a las perturbaciones de la salud en todos los sistemas del organismo hasta bien entrada la edad madura.

Precauciones:

El producto sólo puede ser utilizado a partir de los 25 años de edad en dosis entre 15 a 200 mg/ día. No administrar a personas afectadas de epilepsia.

AMINOÁCIDOS

ALANINA

Aminoácido neutro que forma parte del código genético. Se trata de un aminoácido no esencial que puede ser considerado esencial en ciertas circunstancias.

El carbono alfa tiene como sustituyente a un grupo metilo levorotatorio, lo cual lo hace uno de los aminoácidos más sencillos en cuanto a estructura molecular.

Procedencia:

Son fuentes excelentes la carne, el pollo, el pescado, los huevos y los productos lácteos; también algunos vegetales ricos en proteínas.

Se encuentra en altas concentraciones en el tejido muscular; es uno de los aminoácidos más usados en la construcción de proteínas; en promedio, en la composición de éstas le corresponde cerca del 9 % (en moles). El exceso puede ser degradado en glucosa y usado como fuente de energía para los músculos, el cerebro y el sistema nervioso central.

Se halla presente en el fluido prostático, y puede jugar un papel importante en la salud de la próstata.

En los humanos tiene poca importancia terapéutica, pero ha demostrado tener capacidad de reducir el nivel de colesterol en ratas.

Otros efectos:

Está involucrado en el metabolismo del triptófano y de la vitamina piridoxina; ayuda a metabolizar los azúcares y ácidos orgánicos. Puede inhibir o reducir la neurotransmisión en el cerebro. Ha mostrado ser capaz de estimular la producción de anticuerpos. Puede ayudar a estabilizar el nivel de glucosa en sangre en personas con hipoglucemia.

GLICINA

La glicina se forma a partir de la serina, y forma parte del Glutatión, siendo precursor de la glucosa en la etapa anterior al ciclo de Krebs. La serina se convierte en glicina por la actividad de la enzima serina hidroximetiltransferasa (SHMT).

Interviene en el metabolismo de la glucosa: en situación de ayuno o actividad física intensa la alanina es captada por el hígado donde por gluconeogénesis se transforma en glucosa, mejorando así una dieta de sobrecarga de carbohidratos y la cetosis post-ejercicio, y es un adecuado recuperador tras una actividad deportiva de alta intensidad.

La glicina es ampliamente reconocida como uno de los principales neurotransmisores inhibitorios en el SNC de vertebrados, especialmente la médula espinal. Al igual que el GABA, inhibe el disparo neuronal pero con características farmacológicas diferenciales.

Los aminoácidos que pueden activar el receptor de glicina, incluyen la b-alanina, taurina, L-alanina, L-serina y Prolina

Funciones orgánicas:

Interviene en la formación de los ácidos nucleicos, en la producción de sales biliares y en la regulación de las transaminasas hepáticas.

Es constituyente esencial en la formación del tejido colágeno y la elastina, favoreciendo la síntesis de las proteínas y los ácidos nucleicos, y por ello la formación del tejido muscular.

Es un potente regenerador cutáneo que actúa como reparador de tejidos dañados en las heridas y traumatismos, evitando la formación de queloides y tejidos no elásticos. Este efecto se ve potenciado por la acción de la arginina y la creatinina, sustancias ambas muy importantes en la formación de tejido sano.

Estimula la absorción de los otros aminoácidos a nivel digestivo, favoreciendo su transformación en proteínas específicas.

Regula la acción de los neurotransmisores, actuando como frenador en aquellas patologías en las cuales hay un exceso en la actividad nerviosa.

Favorece también la función de otros nutrientes que intervienen en el desarrollo intelectual y cerebral.

Usos medicinales:

Lo podemos emplear en todos los casos de poco desarrollo muscular, especialmente si va unido a hepatopatías.

En la reparación de los tejidos dañados por traumatismos o que se regeneran con lentitud, como ocurre en la vejez.

Es útil en todas las patologías del sistema nervioso que afecten a la espina dorsal y por ello es correcto emplearlo en la distrofia muscular, la esclerosis múltiple, la ataxia, el parkinsonismo o la espina bífida.

Mejora los estados emocionales que cursan con ansiedad, irritabilidad o agresividad, así como los trastornos del sueño en los que hay pesadillas.

Estabiliza y regula la producción de ácidos gástricos y es un apoyo para la regulación de las tasas de colesterol al mejorar la absorción de los ácidos grasos esenciales, al mismo tiempo que frena la excesiva motilidad intestinal.

Es un factor antienvejecimiento al estimular de nuevo la glándula pituitaria y evitar la hipertrofia de la próstata.

Regula también otras glándulas endocrinas como el páncreas y los genitales.

Controla las alteraciones del ritmo cardiaco como las arritmias, extrasístoles y taquicardias.

ARGININA

Usos medicinales:

Controla algunos de los efectos de la sobredosis de insulina.

Corrige los trastornos vasculares del diabético que dan origen a la disfunción eréctil.

Estimula la formación de la hormona del crecimiento, aunque se cree que solamente cuando existe déficit. En este sentido un niño cuya genética le obligue a ser de estatura pequeña no crecerá más con su administración.

Estimula el desarrollo de la masa muscular en los adultos por su efecto favorable a la síntesis de las proteínas.

Ayuda a bajar de peso en los pacientes cuyas grasas corporales se movilicen poco como energía, especialmente si la unimos a la Carnitina.

Mejora la respuesta del sistema inmunitario, especialmente de los linfocitos de la serie T3 e impide la proliferación de células malignas aún no metastásicas. También impide la acumulación excesiva de amoníaco cerebral por lo que ayuda a eliminar rápidamente el alcohol etílico en las borracheras.

Favorece la acción de otros aminoácidos, especialmente los ramificados de cadena larga y aquellos cuya acción es decisiva en el cerebro.

Junto a la vitamina E ayuda a la producción del líquido seminal, favoreciendo la proliferación y madurez de los espermatozoos.

Aumenta la producción de óxido nítrico, por lo que se utiliza con éxito en casos de disfunción eréctil.

Protege al hígado de la acción de los tóxicos e impide su degeneración grasa.

Mejora la cicatrización de las heridas y restablece la piel normal en las quemaduras.

Tiene un importante efecto rejuvenecedor masculino por sus efectos sobre la esfera genital, la próstata, la calidad de la pared arterial y el metabolismo del calcio.

Colabora en el aprovechamiento del manganeso corporal, el cual es uno de los oligoelementos más importantes.

Controla los niveles de colesterol.

Tiene algún efecto positivo en la memoria del anciano, especialmente unido a la Glutamina.

Mantiene los tendones con buena elasticidad.

Otras aplicaciones no carenciales:

Estrés, cansancio extremo, envejecimiento prematuro y desgaste físico en los deportistas.

Golpes o traumatismos en personas mayores.

Consumo de alcohol continuado, junto a vida sedentaria y exceso de colesterol en sangre.

Deportistas que utilizan anabolizantes hormonales.

Obesidad y vida sedentaria con exceso de grasas animales en la dieta.

Coma insulínico.

Fibrosis cística.

L-CARNITINA

Nombres alternos: Acetil-L-Carnitina, L-Acetil-Carnitina, Propionil L-Carnitina.

La carnitina es un aminoácido que el cuerpo utiliza para convertir la grasa en energía. Normalmente no es considerado un nutriente esencial ya que el cuerpo puede producir todo lo que necesita. Sin embargo, el complemento de carnitina podría mejorar la habilidad de ciertos tejidos para producir energía. Este efecto ha llevado al uso de la carnitina en varias enfermedades musculares, así como enfermedades cardíacas.

No existe requerimiento nutricional para el uso de la carnitina. Sin embargo, algunas personas tienen un defecto genético que dificulta la habilidad del cuerpo para producirla, entre ellas las enfermedades hepáticas, renales o cerebrales. Ciertos medicamentos, especialmente los antiepilépticos, podrían reducir los niveles de carnitina; sin embargo, no se ha probado si tomar dosis adicionales de carnitina sería de ayuda. El tejido muscular cardíaco, debido a sus altos requerimientos de energía, es particularmente vulnerable a la deficiencia de este aminoácido.

Las fuentes alimenticias de carnitina son la carne y los productos lácteos, pero para obtener dosis terapéuticas se necesita un complemento. La dosis convencional en adultos para las enfermedades descritas aquí oscila entre los 500 y los 1,000 mg diarios 3 veces al día. Para los niños, un estudio utilizó 50 mg/kg dos veces al día, hasta un máximo de 4 gramos diarios.

La acetil-L-carnitina es un éster del amino¬ácido L-carnitina, que a su vez puede ser sintetizado por el cuerpo a partir de la lisina y la metionina. La acetil-L-carnitina misma se forma a partir de una enzima transferasa en el hígado, los riñones y el cerebro humanos.

El mecanismo exacto de acción de la acetil-L-carnitina todavía no ha podido ser descifrado. Según estudios realizados recientemente, el éster actúa como un parasimpatomimético debido a sus similitudes estructurales con la acctilcolina. Así, la acetil-L-carnitina actúa como un neurotransmisor colinérgico que estimula el metabolismo neuronal en las mitocondrias. El mantenimiento de unos niveles adecuados de acetil-L-carnitina puede ser la clave para evitar una muerte excesiva de células neuronales. También se ha demostrado que la acetil-L-carnitina podría favorecer la eficacia de algunos factores de crecimiento neuronal en determinadas regiones del cerebro.

De forma natural, la acetil-L-carnitina aparece sobre todo en el cerebro, pero también en otros tejidos. Por eso, existe esta sustancia como suplemento nutricional. Aunque es difícil constatar una verdadera carencia de acetil-L-carnitina, puesto que lo sintetiza el propio cuerpo, con la edad desciende el nivel del éster en los tejidos.

La carnitina es tomada de tres maneras: L-carnitina (para enfermedades cardíacas y de otro tipo), propionil-L-carnitina (para enfermedades cardíacas) y acetil-L-carnitina (para la enfermedad de Alzheimer). La dosis es la misma para cualquiera de las tres.

Usos medicinales:

La carnitina es utilizada principalmente para enfermedades relacionadas con el corazón. Cierta evidencia sugiere que ésta puede ser utilizada junto con el tratamiento convencional para prevenir la angina de pecho, para mejorar los síntomas y reducir la necesidad de medicamentos.

Algunos estudios sugieren que podría ser de ayuda para una enfermedad llamada claudicación intermitente (dolor en las piernas después de caminar debido al estrechamiento de las arterias), así como para la insuficiencia cardíaca congestiva y para mejorar la tolerancia al ejercicio en personas con enfermedad pulmonar obstructiva crónica (enfisema).

En la diabetes, se emplea para la neuropatía autonómica cardíaca diabética. Un suplemento intravenoso de acetil-L-carnitina en los diabéticos podría aliviar los dolores neuropáticos y mejorar la función nerviosa periférica. La sustancia posee efectos positivos sobre trastornos metabólicos y funcionales derivados de la polineuropatía diabética.

Además, un estudio preliminar sugiere que la carnitina podría ser de utilidad para mejorar el control de los niveles de azúcar en la sangre en las personas con diabetes tipo 2 (aparición en la etapa adulta).

Un estudio muy pequeño sugiere que la carnitina podría ser de ayuda para reducir los síntomas del síndrome de fatiga crónica y el hipertiroidismo.

En general, se ha demostrado que un aporte extra de acetil-L-carnitina puede resultar útil en:

Enfermedad de Alzheimer

Depresión

Trastornos circulatorios cerebrales

Trastornos cardiovasculares

Abuso del alcohol

Una enfermedad genética llamada síndrome del cromosoma X frágil puede causar alteraciones en el comportamiento como hiperactividad, junto con retraso mental, autismo y alteraciones en la apariencia. Un estudio preliminar en 17 niños encontró que el acetil-L-carnitina podría ayudar a reducir el comportamiento hiperactivo asociado con esta enfermedad.

Evidencia en aumento sugiere que la L-carnitina o el acetil-L-carnitina podrían ser de ayuda para mejorar el funcionamiento del esperma y de ese modo tratar potencialmente la infertilidad masculina.

Otros

ÁCIDO TIÓCTICO

Hay que destacar que en algunos países europeos el ácido tióctico se ha empleado empíricamente durante muchos años para el tratamiento de la polineuropatía diabética. Se han realizado varios estudios clínicos controlados que han demostrado sin lugar a dudas, la eficacia del ácido tióctico reduciendo el dolor y las contracturas observadas en esta enfermedad.

INOSITOL

El inositol, la vitamina B8, está presente en todos los tejidos animales, con niveles más altos en el corazón y el cerebro. Forma parte de todas las membranas (revestimientos externos) de las células y tiene la función de ayudar al hígado a procesar las grasas, así como contribuir al funcionamiento de los músculos y los nervios.

El inositol también podría estar implicado en la depresión. Las personas que se deprimen tienen niveles mucho más bajos de inositol en su fluido espinal. Además el inositol participa en la acción de la serotonina.

Puede aumentar la sensibilidad de la insulina en el cuerpo humano, que es un aspecto favorable para el control de la diabetes. Otro aspecto positivo de este nutriente menos conocido es que puede reducir los factores resultantes de la diabetes, incluyendo la hiperinsulinemia y la resistencia a la insulina. Esto es especialmente cierto en el caso de mujeres diabéticas. La deficiencia de inositol en el cuerpo humano puede ocasionar una alteración en los niveles de azúcar y ocasionar resistencia a la insulina.

El Hexafosfato de inositol (IP6) es una de las forma de suplemento desarrollado por los científicos recientemente para dar un impulso a la producción de insulina en el cuerpo humano. Este suplemento es fácil de absorber y está a salvo de los principales efectos secundarios, convirtiéndose en IP3 que regula el nivel de azúcar en la sangre.

En general, el inositol se combina con 6 fosfatos para producir lo que se conoce como ácido fítico, capaz de controlar mejor la diabetes.

Otros usos

Depresión, trastorno de pánico, trastorno bipolar, déficit de atención, bulimia, trastorno obsesivo-compulsivo, enfermedad de Alzheimer, neuropatía diabética.

OPC (Proantocianidinas Oligoméricas, Picnogenol)

Se encuentra en el extracto de semilla de Uva y el extracto de corteza de Pino. Varias fuentes alimenticias contienen químicos similares: el vino tinto, arándanos rojos, arándanos azules, té (verde y negro), grosella negra, cebollas, legumbres, perejil y la hierba espino blanco. Sin embargo, la mayoría de los suplementos OPC se hacen de ya sea semilla de uva o de la corteza del pino marítimo. Estas dos fuentes de OPC llevan a productos que no son necesariamente idénticos en su función, aunque parece haber muchas semejanzas.

Usos medicinales:

Envejecimiento de la piel, alergias, asma, aterosclerosis, neuropatía y retinopatía diabética, hipertensión, pobre visión nocturna, cirrosis hepática, lupus, enfermedad periodontal.

El uso mejor documentado de los OPC es para tratar la insuficiencia venosa crónica, una enfermedad estrechamente relacionada con las varices.

En base a su uso en el tratamiento de varices, con frecuencia se recomiendan los OPC como tratamiento para las hemorroides y para reducir la hinchazón que con frecuencia sigue a las lesiones o la cirugía.

Algo de evidencia sugiere que los OPC funcionan protegiendo y fortaleciendo el colágeno y la elastina. Estas proteínas se encuentran en los vasos sanguíneos así como en los cartílagos, tendones, piel y músculos. El efecto neto podría ser fortalecer los vasos sanguíneos, reduciendo el goteo de líquido y sangre.

Un estudio sugiere que mientras los OPC solos podrían no ayudar a reducir los niveles de colesterol, cuando se toman en combinación con el cromo podrían ocurrir algunos beneficios, especialmente en la diabetes.

Se ha propuesto el uso regular de los OPC como una medida para prevenir la neuropatía diabética y la retinopatía.

Los OPC pueden tener algunas propiedades anticoagulantes cuando se toman en dosis altas y deben usarse sólo bajo supervisión médica por individuos con medicamentos diluyentes de sangre, tales como Coumadin (warfarina), heparina, Plavix (clopidogrel), Ticlid (ticlopidina), Trental (pentoxifilina) o aspirina.

RUTÓSIDOS (Oxerutinas)

Las oxerutinas son un grupo de químicos derivados de un bioflavonoide de origen natural llamado rutina. Este complemento ha sido ampliamente utilizado en Europa desde mediados de la década de 1960 como tratamiento para enfermedades en las cuales la sangre o los vasos linfáticos dejan escapar líquido.

Usos medicinales:

Hemorroides, insuficiencia venosa, diabetes, linfedema, edema posquirúrgico, vértigos.

Las oxerutinas también podrían ser útiles para reducir la inflamación en la parte inferior de las piernas en las personas con diabetes. En estas pruebas, la terapia con oxerutina no afectó el control del azúcar en la sangre.

Fuerte evidencia muestra que las oxerutinas pueden ser útiles para la insuficiencia venosa, venas varicosas, disminuyendo el dolor, la inflamación y la fatiga en las piernas.

Un pequeño estudio doble ciego sugiere que las oxerutinas podrían ser de utilidad para reducir el vértigo y otros síntomas de la enfermedad de Ménière. Este uso está basado en la teoría de que la enfermedad de Ménière es provocada por una filtración excesiva de líquido en los vasos capilares y en el oído interno.

Las mujeres que se han sometido a cirugía para el cáncer de mama podrían experimentar un efecto secundario duradero y problemático: inflamación en los brazos provocada por daño en el sistema linfático. Junto con las venas, el sistema linfático es responsable de regresar líquido al corazón, pero cuando el sistema está dañado, el líquido se puede acumular. Tres estudios doble ciego controlados por placebo que incluyeron a más de un total de 100 personas, examinaron la efectividad de las oxerutinas en esta enfermedad, reduciendo la inflamación, el malestar, la inmovilidad y otros síntomas del linfedema durante un periodo de 6 meses de tratamiento.

SELENIO

Selenito; Selenometionina; Levadura de Selenio; Dióxido de Selenio

Precauciones:

Existen evidencias que desaconsejan tomar selenio en la diabetes.

VITAMINA C

Usos medicinales:

Reducir la cantidad de proteínas en la orina en las personas con diabetes tipo 2 (albuminuria). Esto podría ayudar a disminuir el riesgo de desarrollar enfermedad renal.

Muchas personas diabéticas tienen una deficiencia de vitamina C en el interior de sus células. Esto es importante si recordamos algunos de los beneficios de esta vitamina:

La vitamina C, ayuda a mantener mejor los niveles de glucosa. De hecho, se ha encontrado que los pacientes deficientes en vitamina C tienen, por lo general, niveles mayores en la prueba de hemoglobina glicosilada (unión de la glucosa a la hemoglobina).

Es un antioxidante que protege las células contra los radicales libres, los cuales son especialmente dañinos en las personas diabéticas.

Ayuda a reducir el colesterol y los triglicéridos.

Reduce el proceso de glicación (envejecimiento y alteraciones hemáticas), que causa numerosos daños y complicaciones a las personas diabéticas.

La vitamina C también ayuda a reducir los niveles de sorbitol dentro de las células. El sorbitol es un tipo de alcohol que se forma dentro de las células nerviosas de las personas diabéticas causando daños a las mismas. Se sospecha que el sorbitol puede también contribuir a la formación de cataratas en pacientes diabéticos.

Precauciones:

La vitamina C podría aumentar el azúcar en la sangre. En las mujeres de más edad con diabetes, dosis más altas de 300 mg por día aumenta el riesgo de muerte debido a enfermedades del corazón. No tome vitamina C en dosis mayores de las que se encuentra en las multivitaminas básicas.

Hay cierta información que sugiere que la vitamina C aumenta la absorción del cromo (oligoelemento vital). No tome grandes cantidades de cromo y vitamina C juntos. No se sabe si separando las dosis por varias horas se puede evitar esta interacción.

CROMO

Hay un dato sobre el cromo muy significativo: la cantidad presente en el organismo decrece con la edad y en esa época comienzan las enfermedades degenerativas. Por ello, las funciones del cromo estarán siempre ligadas a órganos que influyen en el envejecimiento.

Es un regulador de la cantidad de lípidos en sangre, actuando como coenzima en el metabolismo de las grasas, favoreciendo el paso de éstas a través de la pared vascular e impidiendo la formación de ateromas.

Favorece la utilización de las grasas como materia energética.

Su papel como coenzima es esencial en el metabolismo de la glucosa, movilizando sus reservas cuando las cantidades de azúcar sobrepasan los niveles óptimos.

Es un factor esencial en la producción de energía. La forma más eficaz es como Picolinato de cromo.

Forma parte del denominado Factor de Tolerancia a la Glucosa, un elemento rico en cromo que promueve la adecuada utilización de la glucosa orgánica.

Colabora en las funciones de la insulina y facilita el transporte de la glucosa al interior de las células, estimulando la conversión de glucosa en glucógeno hepático.

Regula el metabolismo de todas las grasas, incluido los triglicéridos, las lipoproteínas de alta densidad y el colesterol.

Estimula el transporte de los aminoácidos y favorece, por tanto, el crecimiento de los niños.

Mejora la resistencia inespecífica contra las enfermedades y ayuda al buen funcionamiento de las funciones cerebrales.

Controla el exceso de peso al actuar sobre el centro del apetito.

Usos medicinales:

Diabetes.

Obesidad y celulitis.

Arteriosclerosis y problemas circulatorios en general.

Mal aprovechamiento de los aminoácidos.

Trombosis y formación de placas de ateroma.

Alteraciones nerviosas y del carácter como nerviosismo, irritabilidad, confusión, mala memoria.

Depresión.

Catarata incipiente.

Poca producción de esperma.

Para mejorar la síntesis de las proteínas.

Envejecimiento prematuro.

Disfunciones hepáticas y pancreáticas crónicas.

BIOTINA (Vitamina H, vitamina B8)

Promueve un sistema nervioso saludable, piel y músculos; la coenzima actúa en el metabolismo de la glucosa y las grasas. Ayuda a la utilización de las proteínas, ácido fólico, ácido pantoténico, y Vitamina B-12, favorece un pelo saludable.

Funciones orgánicas:

Tiene un papel importante como coenzima en el metabolismo de los hidratos de carbono, proteínas y grasas, interviniendo en numerosas reacciones vitales, muchas de ellas solamente comprobables en los animales. Entre estas acciones están el catabolismo de los aminoácidos leucina e isoleucina, la metabolización del Coenzima A, la carboxilación del ácido pirúvico, la formación de la citrulina, sustancia intermedia en la síntesis de la urea y en la formación del ácido aspártico, siendo un constituyente esencial en la formación del protoplasma.

También es indispensable para el aprovechamiento normal de las grasas y ciertas albúminas y se le atribuyen propiedades que fortalecen los bronquios y pulmones, interviniendo con el ácido nicotínico en la curación de la Pelagra.

Se ha notado cierta dependencia en el suministro de Biotina, especialmente en los niños.

En el hombre se pueden encontrar estados carenciales que tienen una sintomatología consistente en dolores musculares y cansancio, unido a seborrea y furunculosis, pudiendo degenerar en psoriasis.

La dermatitis es otro rasgo característico de la avitaminosis, la cual se manifiesta como descamatoria, con prurito, escamas y grasienta. Hay despigmentación en el pelo y piel, pérdida de la piel alrededor de los ojos primero y después en todo el cuerpo, llegando a notarse alteraciones en los genitales y malformaciones embrionarias.

Todas estas alteraciones son muy normales en los animales pero menos frecuentes en los humanos, los cuales suelen padecer dermatitis benignas que ceden pronto al tratamiento. Estas patologías se centran en las extremidades, son de aspecto escamoso, seco y grisáceo y es normal el cansancio, la apatía y la anemia.

En los niños hay dermatitis seborreica, eritrodermia descamativa y anemia, apareciendo cierto retraso físico y mental, con alopecia, conjuntivitis y defectos de la inmunidad en los linfocitos.

Su déficit produce alteraciones en el funcionamiento de todas las células y tejidos corporales, que se manifiestan en un marcado decaimiento de energía en el cerebro los que produce trastornos del estado de ánimo, cansancio crónico y depresión; en el deterioro y caída de cabello causando alopecia; en la piel ocasionando dermatitis seborreica, exfoliativa y eczema; en la lengua provocando inflamación (glositis).

La insuficiencia de biotina suele también producir desordenes neuromusculares como mialgia y fibromialgia (dolores musculares), anemia, incremento de colesterol sanguíneo, alteraciones del ritmo cardiaco, depresión de las funciones inmunológicas, alteración de la digestión y metabolismo de macro-nutrientes y malformaciones congénitas.

Enfermedades carenciales

Las necesidades diarias son difíciles de precisar ya que las bacterias intestinales la sintetizan en grandes cantidades, eliminando por orina el sobrante, siendo la cantidad normalmente ingerida de hasta 300 mg diarios. Sin embargo, en los estados carenciales apenas se utilizan más de 5 mg/día por vía intramuscular, produciéndose una respuesta espectacular en pocos días.

Usos medicinales:

Alteraciones de la piel y el cabello.

Previene o alivia la depresión y la apatía.

Interviene en la formación de la glucosa a partir de los carbohidratos y de las grasas y ayuda a la insulina a regular los niveles de azúcar en la sangre. Trabaja en conjunto con la insulina para regular el azúcar en la sangre, por lo que es importante para los diabéticos. Los estudios sugieren que la biotina reduce los niveles de glucosa después de comer y mejora la efectividad de la insulina.

Incrementa la producción endógena de RNA, favoreciendo la expresión genética por lo que probablemente reduzca o revierta el ritmo de envejecimiento y la aparición de las enfermedades degenerativas.

Por su papel para prevenir malformaciones congénitas y probablemente enfermedades genéticas.

VITAMINA B6 (Piridoxina)

Ayuda a prevenir la neuropatía diabética. También ayuda a mejorar la condición en aquellas personas que ya la han desarrollado. Contribuye a evitar la glicación de las proteínas, que como ya vimos es causa de numerosas complicaciones en las personas diabéticas. Se ha encontrado además, que puede ser de ayuda para las mujeres que desarrollan diabetes del embarazo. En un estudio se encontró que suplementando la dieta con 100 miligramos diarios de esta vitamina, se logró eliminar el diagnóstico de diabetes del embarazo en 12 de 14 mujeres.

Usos medicinales:

Náuseas y vómitos de la embarazada, especialmente en los tres primeros meses.

Mareo en los viajes, aunque el efecto debe ser preventivo.

Enfermedad de kwashiorkor por deficiencia de proteínas.

Hipoplasia medular por anemia normocrómica.

Colitis crónicas y agudas, diarreas, náuseas y vómitos.

Hepatopatías y anorexia.

Cardiopatías funcionales y secuelas de accidentes vasculares.

Pérdida de memoria y disminución de las facultades intelectuales.

Bajo rendimiento deportivo y poco desarrollo muscular.

Alcoholismo crónico y para anular los efectos de las borracheras (300 mg en una dosis)

Alopecia en unión al complejo B.

Pelagra, para curar las lesiones residuales.

Acné, junto con la vitamina A en dosis de 250 mg

Encefalitis, por su acción decisiva sobre el sistema nervioso. Favorece el sueño.

Trastornos neuromusculares como parálisis, parkinsonismo, temblor ideopático.

Hipoacusias seniles, neuroencefálicas, tóxicas, en asociación con las vitaminas B-1 y A.

Litiasis renal, para favorecer el paso de glicina a glioxílico, mucho más fácil de eliminar.

Porfirio (enfermedad metabólica), en unión a la vitamina E.

VITAMINA E

Alfa Tocoferol; D-Tocoferol; DL-Tocoferol; DL-Alfa-Tocoferol; Sucinato Tocoferil; Acetato Tocoferil; D-Alfa-Tocoferol; D-Delta-Tocoferol; D-Beta-Tocoferol; D-Gamma-Tocoferol; Tocoferoles Combinados. Los tocoferoles naturales vienen como d-alfa-, d-gama-, d-delta y d-beta-tocoferol.

En un estudio reciente llevado a cabo en Nueva Zelanda se encontró que una dosis diaria de vitamina E produjo una mejora temporal en la resistencia a la insulina y una reducción más duradera en los niveles de las enzimas hepáticas asociadas a la diabetes. La resistencia a la insulina es una precursora de la diabetes tipo 2. El estudio tuvo una duración de seis meses y durante los primeros tres meses se empleó una dosis de 800 miligramos diarios, seguida por 1200 miligramos durante los otros tres meses.

En otro estudio llevado a cabo en la Universidad de Texas se encontró que la vitamina E redujo el riesgo de fallo cardiaco en un grupo de 75 pacientes diabéticos. El mecanismo por el cual la vitamina E logró estos resultados fue mediante la reducción de la inflamación vascular en el corazón. Un estudio publicado en la revista Diabetes Care indica que los pacientes de diabetes que tienen en la sangre una forma particular conocida como 2-2 de una proteína llamada haptoglobina, tienen un riesgo cinco veces mayor de desarrollar enfermedades cardiacas. Sin embargo, cuando estos pacientes suplementaron su dieta con 400 miligramos de vitamina E redujeron su incidencia de ataques cardiacos en un 43 por ciento y su riesgo de morir por enfermedades cardiacas en un 55 por ciento.

En la neuropatía diabética y otras complicaciones, cataratas, un estudio doble ciego, controlado con placebo, de 4 meses de duración descubrió que la vitamina E en una dosis de 600 mg diarios alivió los síntomas.

Las personas de edad avanzada con frecuencia no responden adecuadamente a las vacunas. Un estudio doble ciego sugiere que la vitamina E podría ser capaz de fortalecer la respuesta inmunológica a las vacunas. Los resultados fueron prometedores. La vitamina E en una dosis de 200 mg diarios y, en menor grado, a 800 mg diarios, aumentó significativamente la fuerza de la respuesta inmunológica.

La dosis terapéutica óptima de vitamina E aún no ha sido establecida. La mayoría de los estudios han utilizado entre 50 y 800 UI diarias y algunos incluso han utilizado dosis más elevadas. Esto correspondería aproximadamente de 50 a 800 mg de vitamina E sintética (dl-alfa-tocoferol) o de 25 a 400 mg de vitamina E natural (d-alfa- o tocoferoles combinados).

Usos medicinales:

Esterilidad masculina: Asociada a la vitamina A cuando exista posibilidad de degeneración del epitelio germinal.

Criptorquidia: Antes de administrar hormonas gonadotropinas se puede hacer un ensayo con vitamina E en niños que no hayan cumplido los seis años de edad. Posteriormente, el tratamiento solamente con la vitamina no da resultado.

Embarazo: Es útil para asegurar la absorción por el feto de las sustancias nutritivas del organismo materno y para el buen funcionamiento de la placenta.

Aborto: Cuando exista infantilismo genital en la mujer, en casos de aborto habitual o en la amenaza de aborto. También cuando existan tendencias a partos prematuros o partos de fetos muertos. Hay que asociarla a la vitamina C.

Climaterio femenino: La menopausia es una buena indicación, mucho más en sus comienzos y con más razón cuando se den vaginitis por sequedad de la mucosa y prurito vulvar.

Metrorragias: Por hiperfoliculismo.

Riesgo de trombosis: Asociada o sustitutiva del ácido acetilsalicílico.

Síndrome adiposo-genital: En los casos que aparecen en la pubertad y en todas las obesidades.

Cretinismo: En todas las formas endémicas ya que es coadyuvante en la formación de la hormona tiroidea.

Afecciones del tejido conjuntivo: y en las afecciones oculares.

Insuficiencia coronaria: Por su acción antioxidante de los ácidos grasos es útil en todos los accidentes cardiovasculares, en la arteriosclerosis, la degeneración del miocardio y las úlceras varicosas.

Cirrosis hepática: Por su papel protector hepático y para prevenir su degeneración grasa.

Jaquecas: Asociada eventualmente a la vitamina A.

Piorrea: Asociada a las vitaminas A, B y C.

Lupus eritematoso: Tanto en su fase crónica como en las formas escleróticas.

Inmunidad deprimida: Junto a la vitamina C y A.

Distrofia muscular progresiva: Unida al selenio.

Fiebre reumática: Unida al cobre

Envejecimiento prematuro: Para prevenir y corregir las arrugas y estimular la glándula pineal.

MAGNESIO

Funciones corporales:

Activa una gran variedad de enzimas, entre ellas la fosfatasa alcalina y el trifosfato de adenosina.

Estabiliza la estructura macromolecular del ADN y del ARN.

Es necesario para la actividad del pirofosfato de tiamina, la forma activa de la vitamina B-1.

Interviene en el metabolismo del calcio y el fósforo.

Tiene un papel esencial en la contracción muscular.

Es cofactor en el metabolismo de la vitamina B-2.

Favorece el crecimiento estatural de los niños.

Tiene funciones similares al calcio, aunque son antagonistas si se encuentran en cantidades excesivas.

Evita la formación de cálculos de oxalato cálcico en los riñones.

Regula la temperatura corporal.

Es cofactor en la producción de diversas hormonas.

Su presencia es esencial en la transmisión de los impulsos nerviosos.

Facilita la relajación muscular.

Mantiene los huesos, articulaciones, cartílagos y dientes en buen estado.

Regula el azúcar y el colesterol presentes en la sangre.

Mantiene las contracciones cardiacas y regula su excitabilidad.

Usos medicinales:

Los pacientes de diabetes tienden a sufrir de deficiencia de este mineral. Aunque no se conoce el mecanismo exacto, se sabe que esta deficiencia puede agravar las complicaciones de la diabetes. Esto es especialmente cierto en la diabetes tipo 2. Se ha encontrado que cuando los niveles de magnesio dentro de nuestras células son bajos, la efectividad de los receptores de insulina de las células disminuye.

ZINC

Funciones orgánicas:

Es necesario para el correcto funcionamiento del aparato genital, especialmente el masculino, interviniendo en la formación del líquido seminal y el buen funcionamiento de la próstata.

Protege a los ácidos nucleicos ADN y RNA, así como a la membrana de las células.

Favorece la utilización del ácido láctico y es antagonista del cobre.

Estimula el sistema inmunitario a través de los linfocitos T-4.

Regula el páncreas, la hipófisis y los órganos genitales.

Es decisivo para el crecimiento de los niños.

Mantiene las glándulas suprarrenales en buen estado y su capacidad de adaptación.

Mantiene los órganos del gusto, el olfato y la visión en buen estado.

Previene del envejecimiento prematuro.

Usos medicinales:

Este mineral toma parte en la producción y secreción de insulina en el páncreas. Se sospecha que una deficiencia de cinc puede agravar la destrucción de las células del páncreas en la diabetes tipo 1. Algunos pacientes de diabetes tipo 1 han logrado disminuir sus niveles de glucosa con suplementos de cinc. También se cree que una deficiencia de cinc, al afectar la capacidad para producir y segregar insulina, puede agravar la diabetes tipo 2. Los diabéticos tienden a tener bajos niveles de cinc ya que excretan cantidades excesivas de este mineral en la orina. Se ha estudiado también la utilidad del cinc para disminuir el estrés oxidativo en pacientes de diabetes tipo 2 y los resultados han sido muy prometedores. Por estas razones, se recomienda suplementar la dieta con entre 15 y 25 miligramos de cinc al día.

HOMEOPATÍA

Natrum sulfuricum CH4

En las afecciones hepatobiliares y pancreáticas, las diarreas hepáticas alternadas con estreñimiento y en la gota.

El cuadro incluye melancolía, tristeza, cansancio de vivir, sensibilidad al ruido y aversión a la luz. Se emplea en los dolores intensos de la parte superior de la cabeza, el vértigo, el sabor amargo en la boca, las ventosidades, la indigestión frecuente, el abdomen hinchado, el asma ruidosa, y cuando los síntomas empeoran con el tiempo húmedo y por la noche.

Arsenicum CH6

Eficaz en las infecciones graves que cursan con hipersensibilidad al frío y con dolores que mejoran con el calor. También en infecciones intestinales, urinarias, vaginales, así como en el asma, angina de pecho, la coriza nocturna, las dermatosis crónicas, la psoriasis y las neuralgias.

Arnica CH4

Shock o trauma psíquico, con el rostro caliente y los miembros fríos. En hemorragias nasales y de retina, después de intervenciones dentales o quirúrgicas, en el sarampión, dolor de espalda y posparto. Embarazo. Anuria. Apoplejía. Conmoción cerebral. Cansancio. Epistaxis. Fracturas. Forúnculos. Hemoptisis. Hemorragias. Laringitis. Púrpura. Ciática.

También:

Acidum lacticum CH4

Uranium nitricum CH 6

Acidum phosphoricum CH2

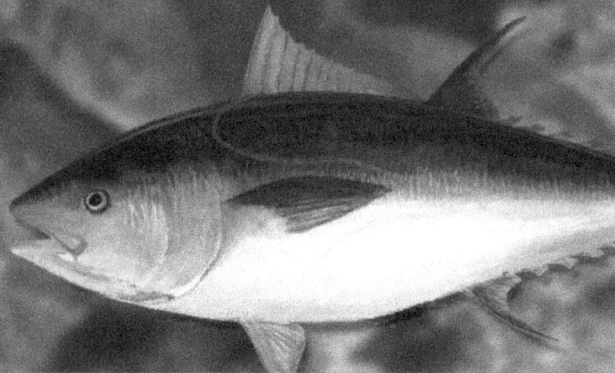

Curación con
Omega 3, 6 y 9

Adolfo Pérez Agustí

EDICIONES
MASTERS

SALUD,
VIDA Y
DEPORTE

LA FORMA MÁS EFICAZ Y
NATURAL PARA MEJORAR
LA SALUD

Nuevos tratamientos naturales contra el cáncer

Adolfo Pérez Agustí

EDICIONES
MASTERS

SALUD,
VIDA Y
DEPORTE

Jalea Real, un milagro para la salud

Miel, própolis, polen...

Adolfo Pérez Agustí

PONTE GUAPA,

sin quirófano, sin medicamentos, sin estropear tu salud

ADOLFO PÉREZ AGUSTÍ

Salud,
vida y
deporte

EDICIONES
MASTERS

Tratamiento natural de la obesidad y la celulitis

Adolfo Pérez Agustí

SALUD,
VIDA Y
DEPORTE

EDICIONES
MASTERS

www.ingramcontent.com/pod-product-compliance
Lightning Source LLC
Chambersburg PA
CBHW072123270326
41931CB00010B/1656